Dieta Para Gordura no Fígado Em português/ Diet For Fat In The Liver In Portuguese:

Guia de Como Acabar Com a Gordura no Fígado

Índice

Introdução 5

Capítulo 1: O Que É Gordura no Fígado? 11

Capítulo 2: Como o Fígado Funciona e Tipos de Doenças 22

Capítulo 3: O Que É Uma Desintoxicação Hepática? 31

Capítulo 4: Os Benefícios de Uma Desintoxicação Hepática...... 37

Capítulo 5: Como Desintoxicar Seu Fígado Através da Dieta 40

Capítulo 6: Remédios Naturais Para Gordura no Fígado 50

Capítulo 7: Alimentos e Bebidas Dietéticos Saudáveis 55

Capítulo 8: Planos Alimentares e Que Alimentos e Bebida 67

Conclusão 78

dificuldade ou danos que podem os suceder após assumir as informações aqui descritas.

Adicionalmente, as informações encontradas nas seguintes páginas são apenas para fins informativos e devem então ser consideradas universais. Como é própria de sua natureza, a informação apresentada não tem garantia em relação à sua validade contínua ou qualidade provisória. As marcas registradas mencionadas foram feitas sem consentimento escrito e não podem de modo algum ser consideradas um patrocínio do titular da marca.

Introdução

Assumir um papel ativo em sua saúde é importante. Se você está preocupado com seu fígado, talvez já tenha ouvido falar em fazer uma desintoxicação hepática, limpeza ou lavagem. Seu fígado, o segundo maior órgão de seu corpo, processa os medicamentos externos e os nutrientes internos, além de garantir que seu corpo remova as toxinas potencialmente prejudiciais. Muitas pessoas decidem fazer uma desintoxicação hepática após o consumo prolongado de álcool ou de alimentos processados, a fim de ajudar seu corpo a remover essas toxinas. Outras pessoas recorrem a um detox do fígado para ajudar em seu cotidiano. Além disso, outras consideram uma desintoxicação hepática quando desenvolveram uma doença hepática e estão procurando opções de tratamento adicionais.

Assim como outras desintoxicações, há variações disponíveis e certas coisas que você precisa saber antes de começar. Por exemplo, há diferentes alimentos e bebidas que são bons para ajudar a saúde do seu fígado, e outros alimentos e bebidas que podem ser prejudiciais. Alguns detox são melhores para um único dia enquanto outros podem durar até uma semana ou mais. Alguns são na verdade muito nocivos para o seu corpo, enquanto outros suprem suas necessidades nutricionais. Estas são apenas algumas das razões pelas quais você precisa prestar atenção ao que você escolhe fazer para desintoxicar seu fígado e também auxiliar sua saúde como um todo.

Desintoxicar seu fígado o ajuda de diversas maneiras. Primeiro, você muito provavelmente começará a se sentir melhor logo no início do processo. Você se sentirá mais leve, mais saudável e com mais energia. Segundo, você ajudará seu corpo a começar a se ajustar a uma dieta saudável ao invés de apenas existir com alimentos e bebidas prejudiciais à saúde. Finalmente, você começará a remover o excesso de toxinas e gordura acumuladas em seu corpo.

O motivo pelo qual você experimenta estes benefícios surpreendentes é que um detox do fígado, especialmente aqueles focados em sua saúde geral e função hepática, remove alimentos processados e álcool de sua dieta por um período determinado. Alimentos e bebidas nestas categorias são alimentos com alto teor calórico, alto teor de açúcar e alto teor de gordura, que não fornecem um nível proporcional de nutrientes. Outros benefícios incluem um foco em alimentos integrais, o que significa que muitos alimentos aos quais as pessoas são sensíveis são removidos. Por exemplo, a maioria das desintoxicações exige que você deixe de comer alimentos ricos em glúten e laticínios.

Seu fígado é extremamente importante para o funcionamento de seu corpo, e fazer uma desintoxicação hepática é uma ótima maneira natural de auxiliar o funcionamento saudável do fígado e recuperar os danos ao seu fígado. Nem sempre é possível reparar os danos existentes, mas as desintoxicações podem prevenir danos futuros e apoiar sua saúde em geral nesse meio tempo.

Os médicos dizem que as desintoxicações hepáticas não são importantes para sua saúde ou quão bem seu fígado funciona. Não há provas de que eles ajudem na eliminação de toxinas depois que você tiver ingerido muita comida ou álcool. Também não há provas de que eles reparam os danos ao fígado que já aconteceram.

Algumas Coisas a Saber Sobre a Segurança das Desintoxicações Hepáticas

Se você já tem uma doença hepática, deve estar trabalhando diretamente com sua equipe médica para tratar seu fígado. Converse com eles sobre uma limpeza do fígado e mantenha-se sob sua supervisão enquanto completa a desintoxicação. Certifique-se de escolher um detox que seja boa para você com foco em nutrição e saúde, em vez de perda de peso ou aditivos químicos. Outras considerações incluem:

- Cuidado com os produtos de desintoxicação hepática disponíveis para venda em lojas. Eles podem conter ingredientes nocivos e também podem fazer falsas alegações quanto à segurança e eficácia do produto.
- Um suco não pasteurizado tem o potencial de deixá-lo doente. O risco aumenta para as pessoas que têm um sistema imunológico fraco e também para os idosos.
- Outras doenças podem ser agravadas por uma desintoxicação hepática. Por exemplo, um detox de 24 horas pode irritar e piorar uma doença renal preexistente. O jejum antes ou durante o detox pode agravar a hepatite B. Se você tiver qualquer outra doença e estiver pensando em fazer uma desintoxicação hepática, certifique-se de conversar com seu médico sobre quaisquer conflitos potenciais com a realização da desintoxicação.
- O diabetes é outra doença que requer intervenção e supervisão médica. De novo, procure trabalhar com sua equipe médica para garantir que sua desintoxicação não interfira em nenhuma outra condição médica, como o diabetes.

- Podem ocorrer efeitos colaterais, incluindo desidratação, dores de cabeça, tonturas ou fraqueza, especialmente se você decidir jejuar como parte do processo.

Mantenha Seu Fígado Saudável

A saúde de seu fígado é determinada pela sua genética e saúde em geral. Seu ambiente, seu estilo de vida e sua dieta também afetam a saúde do seu fígado. Há coisas que você pode fazer antes, durante e depois de sua desintoxicação para ajudar a manter sua saúde geral e a saúde do seu fígado. Algumas das seguintes recomendações são benéficas, especialmente se você tiver predisposição para doença hepática. Por exemplo, um histórico de doença hepática na família ou consumo excessivo de álcool pode tornar mais provável que você desenvolva gordura no fígado. As recomendações são as seguintes:

1. Reduza o consumo de álcool.
2. Todos os dias, foque no consumo de uma dieta equilibrada. Isto inclui proteínas, grãos integrais, sementes, nozes, vegetais frescos e frutas.
3. Alcance e mantenha um peso saudável para sua idade, sexo e altura.
4. Tente atingir níveis moderados a altos de exercício todos os dias. Se você tiver estado sedentário ou apenas minimamente ativo, certifique-se de conferir com seu médico antes de adotar qualquer mudança de estilo de vida.
5. A hepatite é muito perigosa para sua saúde em geral, mas especialmente prejudicial ao seu fígado. Minimize a probabilidade de contrair hepatite ao:
    a. Evite sexo desprotegido com pessoas que você não conhece bem.

b. Escolha os salões de tatuagens respeitáveis e estéreis para qualquer tatuagem que você decidir fazer.

c. Use seus próprios objetos pessoais domésticos, escovas de dente e lâminas de barbear.

d. Não use drogas ilegais. Se você decidir utilizá-las, não compartilhe canudinhos ou agulhas com outras pessoas.

As Principais Razões Para Completar Uma Desintoxicação Hepática Para Prevenir e Curar a Gordura no Fígado

1. Perder peso.

A bílis é o que remove gordura e toxinas de seu corpo, e seu fígado produz bílis. Isto significa que, para perder peso, você precisa produzir bílis suficiente para tirá-la de seu corpo. Se você tem dificuldades para perder peso, esta pode ser a razão.

2. Remover pedras no fígado.

Seu fígado não apenas acumula gordura; ele também pode acumular colesterol. Isto gera pedras no fígado e pode ser incrivelmente doloroso e prejudicial à sua saúde.

3. Desintoxicação geral do corpo e auxílio à saúde.

Quando você faz um detox, você remove toxinas do seu corpo. Qualquer excesso de toxinas pode prejudicar seu corpo em vários lugares. É por isso que uma desintoxicação hepática favorece sua saúde em todas as áreas.

4. Melhora os níveis de energia.

5. O fígado movimenta as toxinas e nutrientes pelo seu corpo.

Quando não funciona corretamente devido ao acúmulo de gordura, os nutrientes podem não estar chegando na sua corrente sanguínea como você precisa. Isto pode fazer você se sentir lento e fatigado. Quando seu fígado voltar a funcionar, é provável que o aumento dos nutrientes que chegam no seu corpo também aumente seus níveis de energia.

6. Faz você parecer e se sentir mais jovem.

Seu fígado afeta a saúde e a aparência de sua pele. Quando seu fígado está saudável, sua pele tem aparência e sensação de mais saúde. Esta melhora externa ajuda você a parecer e sentir-se mais jovem.

Capítulo 1: O Que É Gordura no Fígado?

De maneira simples, a gordura no fígado é uma condição hepática causada por um acúmulo de gordura no órgão. O corpo humano tem apenas um outro órgão que é maior que o fígado, a pele, e nenhum órgão interno maior que o fígado. As muitas funções do fígado incluem a eliminação de toxinas nocivas, processamento de gordura da corrente sanguínea e ajuda na função de coagulação do sangue.

Quando o fígado deixa de funcionar corretamente, a gordura começa a se acumular. Algumas das razões pelas quais o fígado deixa de funcionar corretamente incluem álcool, hepatite C, reações a vários medicamentos e questões metabólicas raras. As condições durante a gravidez também podem causar acúmulo de gordura no fígado nas mulheres. Há uma categoria especial designada para outras situações que levam ao acúmulo de gordura no fígado; Doença Hepática Gordurosa Não Alcoólica ou DHGNA. A gordura é geralmente acumulada no fígado devido à obesidade, diabetes, ou pré-diabetes. Devido ao aumento das síndromes metabólicas e da obesidade nos Estados Unidos, muitos médicos acreditam que é por isso que a doença hepática gordurosa também está aumentando.

Doença Hepática Alcoólica ou DHA

A DHA, ou Doença Hepática Alcoólica, é causada pelo consumo elevado de álcool ao longo do tempo. Os sintomas da DHA incluem dor no fígado e na barriga ou um aumento no volume do fígado. Os sintomas e efeitos da doença hepática alcoólica tendem a melhorar com o tempo se a pessoa interromper o consumo de álcool. Se essa pessoa continuar bebendo, a DHA pode levar à hepatite alcoólica ou cirrose alcoólica. A cirrose hepática alcoólica pode levar à insuficiência hepática, o que pode levar à morte. A DHA pode ser constituída de cirrose alcoólica, hepatite alcoólica aguda e esteatose hepática simples. Ter todas essas doenças de uma só vez é possível.

Quando alguém se abstém do álcool, o fígado normalmente volta ao normal. Apesar do excelente prognóstico para esteatose alcoólica a curto prazo, quando os pacientes eram acompanhados após o tratamento, descobriu-se que aqueles com mudanças em suas vidas devido ao abuso do álcool no passado tinham mais probabilidade de desenvolver cirrose do que outros com função hepática normal. Os médicos usam o abuso contínuo do álcool, gênero e esteatose extrema para prever os fatores de risco do paciente para desenvolver cirrose e fibrose. As mulheres têm um risco maior do que os homens.

Quando o fígado foi severamente danificado por um longo período de tempo, a maioria dos médicos considera que o resultado da cirrose alcoólica é irreversível. Estão sendo realizados estudos que indicam que alguns resultados, tais como cirrose e fibrose, podem ser revertidos, dependendo da causa e do paciente. Por exemplo, os pacientes estudados com cirrose alcoólica descompensada que obtiveram um transplante de fígado tiveram resultados semelhantes a outros pacientes de transplante de fígado. Sua taxa de sobrevivência a cinco anos foi de cerca de 70%.

Os sintomas manifestos da hepatite alcoólica variam devido à ampla gama de gravidade da doença. Vômito, náusea, distensão e dor abdômen, perda de peso e anorexia são sintomas leves e inespecíficos. Encefalopatia, febre, angioma estelar, ascite, icterícia, falência hepática e hepatologia são sintomas mais específicos e graves. Encefalopatia, febre, angioma estelar, ascite, icterícia e hepatomegalia são sintomas físicos perceptíveis.

A hepatite alcoólica ou a gordura no fígado nem sempre precedem a cirrose alcoólica estabelecida. Ela pode começar a descompensação sem a presença de qualquer uma das duas. Além disso, a hepatite alcoólica aguda pode ser diagnosticada como cirrose alcoólica. Outras causas de cirrose não podem ser diferenciadas dos sinais e sintomas da cirrose alcoólica. Alguns dos sintomas e sinais dos pacientes incluem:

- Complicações da hipertensão portal; por exemplo, encefalopatia hepática, ascite e sangramento varicoso.
- Resultados laboratoriais incomuns; por exemplo, coagulopatia, hipoalbuminemia e trombocitopenia.
- Coceira
- Icterícia

Um paciente que está sendo avaliado para resultados de testes de funções hepáticas incomuns, tais como níveis elevados de aminotransferase, é o método de diagnóstico mais comum para gordura no fígado. Não há nenhum teste específico disponível para gordura no fígado. Na maioria das vezes é diagnosticada quando os níveis de aminotransferase de um paciente são mais que o dobro dos limites normais e pelos resultados de uma ultrassonografia. Normalmente, os resultados de uma ultrassonografia revelam um fígado com hiperecogenia e pode ou não ter hepatomegalia.

As RMs ou ressonâncias magnéticas e as tomografias computadorizadas são usadas para diagnosticar cirrose. Ao analisar os resultados da ressonância magnética, características únicas podem estar potencialmente presentes com Doença

Hepática Alcoólica. Por exemplo, é perceptível se o fígado de um paciente tem um lobo caudado maior, o entalhe hepático no lado direito é mais óbvio, ou os nódulos regenerativos são maiores. Normalmente não é necessário realizar uma biópsia hepática para diagnosticar gordura no fígado; no entanto, pode ser solicitado que se determine que fibrose ou esteato-hepatite não estejam presentes.

Necrose e inflamação do fígado são os sintomas mais comuns e reconhecíveis da hepatite alcoólica. Estas características são as mais perceptíveis na região centrolobular do acinus hepático. A hipertensão portal reversível e a compressão sinusoidal ocorrem quando os hepatócitos se tornam tipicamente distendidos. Células inflamatórias permeiam células mononucleares e polimorfonucleares. Estas células inflamatórias estão normalmente situadas perto dos hepatócitos necróticos e nos sinusóides. Os corpos palóricos e a infiltração de gordura também estão frequentemente presentes em pacientes com hepatite alcoólica. Os corpos de Mallory são agregados do perinuclear intracelular, que é uma coloração de hematoxilina-eosina por filamentos intermediários eosinofílicos. Estes resultados são indicadores adicionais da hepatite alcoólica, mas não são necessários para diagnosticar a doença nem são particulares à doença.

Para pacientes que abusam significativamente do álcool, os médicos procuram os sinais tradicionais associados ao estágio final da doença hepática para diagnosticar a cirrose alcoólica. É provável que esses pacientes não compartilhem com exatidão seu consumo de álcool, fazendo com que as conversas com amigos e familiares sejam importantes na estimativa da quantidade de álcool normalmente consumida pelo paciente.

Complicações da hipertensão portal, como a encefalopatia hepática, sangramento varicoso e ascite, podem estar presentes em pacientes com cirrose alcoólica. Não há descobertas claras na patologia que diferenciem a doença hepática avançada foi causada pelo álcool ou por várias outras causas. Isto é especialmente verdade quando o paciente está no estágio final da cirrose alcoólica, mas não tem hepatite alcoólica aguda.

A combinação de perspicácia clínica, valores laboratoriais e descobertas físicas é um método preciso para diagnosticar clinicamente a doença hepática alcoólica. Uma biópsia do fígado nem sempre é necessária, mas pode ser aceitável em alguns casos. Tipicamente, quando não se sabe se este é o diagnóstico correto, o médico exigirá uma biópsia. É provável que mais de 30% dos pacientes sejam suspeitos de hepatite alcoólica de forma imprecisa clinicamente. A realização de uma biópsia pode confirmar o diagnóstico. Além disso, uma biópsia pode ajudar na tomada de decisões sobre terapia hepática, oferecer um prognóstico, determinar a quantidade de danos presentes e também descartar causas adicionais de doenças hepáticas imprevistas.

Doença Hepática Gordurosa Não Alcoólica ou DHGNA

A doença hepática gordurosa não alcoólica tem algumas formas diferentes e serve como um termo de base ampla para uma série de condições hepáticas. A doença simples do fígado gorduroso indica que o fígado tem altos níveis de gordura armazenada, mas pode não vir com qualquer dano a este fígado ou inflamação. O fígado gorduroso simples geralmente não vai piorar e não causa nenhum problema de saúde importante relacionado ao fígado e é o tipo mais comum em pessoas com DHGNA.

A esteato-hepatite não alcoólica, ou comumente chamada EHNA, é um tipo adicional. A EHNA significa que o fígado terá inflamação e possíveis danos às células hepáticas. Tanto a inflamação quanto os danos celulares podem levar a sérios problemas de saúde, como câncer de fígado, cirrose e cicatrizes no fígado e falência hepática. A EHNA é um tipo muito menos comum de DHGNA, mas o uso pesado de álcool causa danos que são comparáveis aos danos da EHNA.

A presença comum de doenças hepáticas gordurosas não-alcoólicas é comum nas nações ocidentais, mas está espalhada pelo mundo inteiro. Na verdade, a doença hepática gordurosa não-alcoólica é a doença hepática crônica mais comum nos Estados Unidos atualmente. Ela afeta principalmente pessoas na faixa dos 40 e 50 anos que têm diabetes tipo dois ou podem estar em maior risco de doença cardíaca. A síndrome metabólica, incluindo o aumento da gordura do ventre, pressão alta e triglicérides, e a capacidade do corpo de usar insulina, estão intimamente ligados à doença hepática gordurosa não-alcoólica.

Uma doença hepática gordurosa não alcoólica pode ser sem sintomas no início, ou para sempre. Quando os sintomas da doença estão presentes, eles podem incluir aumento do fígado, sensação extrema de cansaço ou desconforto no lado direito da área abdominal próxima ao fígado.

Sinais de esteatose e cirrose não alcoólicas incluem grandes vasos sanguíneos sob a pele, inchaço no baço ou abdômen, pele e olhos que começam a ficar amarelos, avermelhamento das palmas das mãos e crescimento dos seios nos homens. Com estes sintomas presentes, marcar uma consulta com um médico é crucial.

Não está claro para os especialistas porque alguns pacientes desenvolvem um acúmulo de gordura no fígado e outros não desenvolvem esta doença. Além disso, os especialistas não sabem por que alguns casos envolvem inflamação, que eventualmente leva à cirrose, e outros casos não. Os seguintes traços comuns entre esteato-hepatite não alcoólica e a doença hepática gordurosa não alcoólica são:

1. Pacientes obesos ou com excesso de peso
2. Pacientes com resistência à insulina. Resistência à insulina significa que suas células não absorvem açúcar por causa de como elas responde ao hormônio chamado insulina.
3. Pacientes com hiperglicemia, ou com alto nível de açúcar no sangue. Os pacientes que apresentam este sintoma têm diabetes tipo 2 ou são pré-diabéticos.
4. O sangue do paciente apresenta altos níveis de triglicerídeos ou aumento dos níveis de gordura.

Uma combinação destes diferentes problemas que um paciente poderia apresentar pode levar ao acúmulo de gordura no fígado. Ocasionalmente, alguns pacientes desenvolvem fibrose, ou tecidos de cicatrização no seu fígado se acumulam porque ele fica inflamado e ocorre esteato-hepatite não-alcoólica. Isto acontece quando o corpo do paciente reage ao aumento dos níveis de gordura como uma toxina.

Fatores de Risco

Há muitas condições e doenças que podem aumentar seu risco de desenvolver a doença hepática gordurosa não alcoólica. Alguns desses fatores de risco incluem:

- Hipotireoidismo ou uma tireoide que está subativa
- Hipopituitarismo ou uma glândula pituitária que está subativa
- Diabetes tipo 2
- Distúrbios do sono, tais como apneia do sono
- Síndrome do ovário policístico
- Concentrações de gordura abdominal em pacientes obesos
- Síndrome metabólica
- Gordura elevada do sangue, especialmente triglicérides
- Colesterol alto

As pessoas com maior risco de desenvolver esteato-hepatite não-alcoólica incluem:

- Os idosos
- Pacientes com diabetes, incluindo tipo 1 e tipo 2
- A concentração de gordura abdominal em um paciente de qualquer peso, porém, é mais provável em pacientes com sobrepeso e obesos.

Testes adicionais são necessários para distinguir entre esteato-hepatite não-alcoólica e doença hepática gordurosa não-alcoólica. Os testes mais frequentemente utilizados incluem a transaminase de aspartato e a elevada transaminase de alanina. Além disso, muitos especialistas usarão estudos de imagem para ajudá-los no diagnóstico de um paciente com doença hepática gordurosa não-alcoólica. A ultrassonografia e a tomografia são dois dos tipos de imagem mais frequentemente utilizados no diagnóstico de doenças hepáticas gordurosas não-alcoólicas, no entanto, nenhum dos procedimentos pode distinguir entre esteatose e esteato-hepatite.

Especialistas estão em controvérsia sobre o uso de uma biópsia hepática para diagnosticar doenças hepáticas gordurosas não-alcoólicas. Os médicos que argumentam que uma biópsia hepática é desnecessária citam as seguintes razões:

1. Riscos associados a biópsia.
2. Poucas terapias convencionais que estão disponíveis e são eficazes.
3. A doença é geralmente benigna.

Há poucos riscos associados à realização de uma biópsia hepática, mas até 30% dos pacientes relatam dor transitória, e quase 3% dos pacientes relatam dor severa. Menos de 3% dos pacientes que são submetidos a uma biópsia hepática apresentam complicações substanciais. Apesar da controvérsia sobre a realização de uma biópsia de rotina, é geralmente recomendado que pacientes com doença hepática avançada façam uma biópsia.

Além disso, os pacientes que fazem mudanças significativas no estilo de vida, mas ainda têm enzimas hepáticas continuamente elevadas, devem ser considerados para uma biópsia hepática. O paciente deve ser incluído na decisão de realizar uma biópsia hepática e é recomendado pela Associação Americana de Gastroenterologia que se baseie a decisão de realizar uma biópsia em cada caso individual e que o momento seja apropriado para o cuidado do paciente.

Câncer no Fígado

A cirrose é a principal complicação tanto da esteato-hepatite não alcoólica quanto da doença hepática gordurosa não alcoólica. A cirrose é fibrose, ou cicatriz de estágio avançado, no fígado. Uma lesão no fígado, como a esteato-hepatite não alcoólica, faz com que o fígado reaja sob a forma de cirrose. A fibrose ou tecido cicatricial é desenvolvido pelo fígado para combater e diminuir a inflamação que está sofrendo. Como a inflamação persiste, os tecidos cicatriciais continuam a se acumular no fígado. A cirrose que permanece sem tratamento pode desenvolver:

- Estágio terminal de falência hepática. Isto significa que o fígado cessa todas as funções.
- Câncer de fígado.
- A encefalopatia hepática, ou a fala se torna desordenada e o paciente fica sonolento e confuso.
- As varizes esofágicas, ou as veias do esôfago, ficam inchadas. Isto pode resultar em ruptura de veias e sangramento interno.
- Ascite ou acúmulo de fluido abdominal.

Os pacientes diagnosticados com esteato-hepatite não alcoólica têm 20% de chance de progressão para cirrose.

Nos Estados Unidos, uma das principais causas do carcinoma hepatocelular é a DHGNA, ou doença hepática gordurosa não alcoólica. Entre 2004 e 2009, o carcinoma hepatocelular em pacientes com gordura do fígado aumentou 5% a cada ano. Além disso, os pacientes com gordura no fígado têm tempos de sobrevivência mais curtos do que aqueles sem e, quando são diagnosticados, o tumor é frequentemente mais avançado do que aqueles que desenvolvem este câncer sem doença hepática gordurosa. Devido às complicações avançadas da doença hepática gordurosa, o transplante hepatocelular de carcinoma hepático é menos comum.

Em um estudo realizado durante um período de cinco anos, pacientes de câncer de fígado com doença hepática gordurosa foram frequentemente diagnosticados em idade mais avançada, eram tipicamente caucasianos, e tinham tumores avançados. Sua taxa de sobrevivência para câncer de fígado relacionado à doença hepática gordurosa foi também quatro meses menor do que aqueles sem a doença hepática gordurosa. O estudo realizado nesses pacientes é extremamente significativo devido à quantidade substancial de participantes.

A cirrose é um indicador de câncer de fígado, mas nem sempre, especialmente se o paciente tem a doença hepática gordurosa. Isso é o que torna tão difícil detectar e por que as taxas de mortalidade são ruins. Um paciente que tem a doença hepática gordurosa e é obeso normalmente será monitorado mais frequentemente do que os pacientes com um peso normal que têm a doença hepática gordurosa, principalmente porque a combinação das duas doenças pode ser um risco maior.

Capítulo 2: Como o Fígado Funciona e Tipos de Doenças Hepáticas

Apenas os vertebrados possuem fígado. Não importa qual vertebrado o possui, seu papel é semelhante em todos. Metabólitos específicos são desintoxicados do corpo, proteínas são sintetizadas e a digestão é auxiliada pela produção de bioquímicos. Em humanos, também é responsável pela regulação do armazenamento de glicogênio, decomposição dos glóbulos vermelhos do sangue e produção de vários hormônios.

Localizado sobre os intestinos, à direita do rim e do estômago e sob o diafragma está seu fígado. Ele ocupa a parte direita da cavidade do abdômen. Há várias funções que este órgão de cor marrom-avermelhada profunda cumpre. O sangue entra no fígado por duas vias primárias: a veia porta hepática fornece sangue rico em nutrientes, e a artéria hepática fornece sangue cheio de oxigênio.

Os lobos duplos do fígado têm, cada um, suas próprias oito seções. Dentro de cada seção, há cerca de mil lóbulos. O duto hepático comum é composto de grandes dutos que se dividem em dutos menores com lóbulos conectados nas extremidades. A função do ducto hepático comum é levar a bílis das células hepáticas para a porção inicial do intestino delgado chamada duodeno, e a vesícula biliar. Os hepatócitos estão contidos principalmente no tecido do fígado. Estes regulam um grande número de reações de alto volume de bioquímica. Estas reações incluem moléculas complexas e pequenas sendo sintetizadas e quebradas. Muitas dessas reações são fundamentais para as funções vitais do corpo.

O fígado expulsa a bílis que produz, mas o fígado também monitora o sangue e ajusta o conteúdo químico conforme necessário. A bílis é fundamental para quebrar a gordura para que o corpo seja capaz de absorver e digerir os nutrientes necessários. O fígado monitora todo o sangue que passa através do intestino e do estômago. Quando o sangue entra no fígado, o fígado determina qualquer desequilíbrio e o ajusta conforme necessário, assim como transporta os nutrientes necessários para o funcionamento saudável do corpo.

Muitos medicamentos são projetados para serem quebrados e dispersos através do fígado. O fígado é eficaz na entrega do medicamento no sangue da maneira mais fácil para o corpo processá-lo. O fígado fornece algumas das funções mais vitais para o corpo. A lista a seguir contém uma pequena lista das funções mais reconhecíveis do fígado:

1. Armazena e dispersa a glicose quando o corpo precisa dela.
2. Fornece gordura ao corpo, produzindo proteínas e colesterol únicos.
3. Desenvolve proteínas específicas necessárias para o plasma no sangue.
4. Auxilia o processo digestivo a partir do intestino delgado, quebrando gorduras e removendo resíduos devido à produção de bílis.
5. Armazena o ferro para ajudar no processamento da hemoglobina.
6. A amônia de ureia, que é prejudicial ao seu organismo, é convertida em resíduos. A urina remove o produto final do metabolismo das proteínas, a ureia.
7. Limpa o sangue de toxinas nocivas como as drogas.

8. Assegura que qualquer coagulação do sangue seja regulada.
9. Elimina as bactérias da corrente sanguínea e desenvolve fatores imunes para ajudar o corpo a resistir a várias infecções.
10. Ajuda o corpo a remover as reservas de bilirrubinas. Se o corpo retém muita bilirrubina, os olhos e a pele ficam amarelados.

A corrente sanguínea ou a bílis transportam toxinas nocivas para fora de seu corpo depois que o fígado as quebrou. As fezes deixam o corpo a partir do intestino, que é repleto dos subprodutos da bílis produzida pelo fígado. Se um subproduto da bílis é filtrado primeiro através dos rins, ele deixa o corpo na forma de urina.

O fígado é uma glândula que auxilia na digestão porque ele produz a bile. A bílis criada é o que o corpo usa para quebrar a gordura e é um composto alcalino. Quando a gordura é decomposta, os lipídios permanecem. A bílis emulsifica os lipídios, que é como ela ajuda a digestão. Durante muitos anos a função do órgão diretamente abaixo do fígado, a vesícula biliar, teve uma função necessária desconhecida. Entretanto, pesquisas contínuas mostram que a vesícula biliar ajuda o fígado ao armazenar a bílis. Ninguém tem certeza até hoje de quantas funções o fígado desempenha numa vida humana, mas alguns textos estimam que ele tem cerca de 500 funções diferentes.

Se o fígado deixar de funcionar corretamente, há algumas opções de tratamento. A longo prazo, não se sabe como é melhor compensar a perda da função no fígado. A diálise hepática a curto prazo parece ser benéfica, mas não é uma solução a longo prazo. Não existem fígados artificiais que tenham sido desenvolvidos para substituir ou auxiliar um fígado que está falhando ou falhou. A única solução viável a longo prazo neste momento para um fígado que entrou em falência é um transplante de fígado.

Quais São Os Diferentes Tipos de Doenças Hepáticas?

A causa do problema específico é o que é usada para classificar os vários tipos de doenças hepáticas. A hepatite, ou inflamação do fígado, leva à maioria das várias doenças hepáticas. As hepatites vão desde as que ameaçam a vida e são crônicas até as que não são graves e agudas. Outras vezes a questão é uma parte relacionada que afeta a função do fígado, por exemplo, o duto de bílis. Isto significa que a doença ou problema não reside no próprio fígado, mas pode fazer com que o fígado deixe de funcionar corretamente.

Infecções Virais

As infecções virais são um dos desenvolvimentos mais típicos das doenças hepáticas. Estas infecções inflamam o fígado, e isto se deve principalmente à hepatite. As infecções virais são classificadas como A, B, C, D, ou E com base nas diversas cepas. A hepatite B é uma infecção viral transmitida pelo sangue ou pelo contato sexual. A hepatite A é transmitida por alimentos.

Infecções Hepáticas Parasitárias

Com o tempo, o fígado também pode ser danificado por parasitas que infectam o fígado. Schistosoma, que são diferentes tipos de vermes platelmintos ou trematódeos, são as infecções hepáticas parasitárias mais comuns. Caracóis, bovinos e ovinos são os portadores mais comuns para estes vermes. Os seres humanos contraem estes vermes quando ingerem alimentos ou água que contenham ovos ou vermes imaturos.

Doença Hepática Alcoólica

O consumo de álcool por longos períodos de tempo é outra causa de doença hepática. O consumo excessivo de álcool leva a danos e inflamação do fígado. Um paciente com esta doença tipicamente tem abusado do álcool por um longo período de tempo e leva à insuficiência hepática. Algumas vezes esta doença pode ser detectada em seus estágios iniciais e pode ser desacelerada quando o consumo de álcool é interrompido. A hepatite do álcool é uma hepatite tóxica.

O álcool não é a única causa de hepatite tóxica. Vários outros produtos químicos podem danificar e inflamar o fígado. Alguns desses produtos químicos incluem drogas de venda livre e controladas, suplementos de ervas e nutricionais e produtos químicos industriais como herbicidas e produtos de limpeza.

Repercussões Autoimunes

Quando seu corpo começa a se atacar, isso é conhecido como hepatite autoimune ou doença hepática autoimune. Às vezes não se sabe por que o sistema imunológico ataca o fígado e o corpo, enquanto outras vezes pode ser rastreado até uma fonte. Por exemplo, existem certos genes que podem causar isto. Após um ataque prolongado do sistema imunológico, o fígado finalmente fica inflamado e danificado. A colangite esclerosante primária e a cirrose biliar primária são exemplos de doenças autoimunes que podem causar esta forma de doença hepática.

Transtornos Genéticos

Genes e distúrbios genéticos são frequentemente herdados e levam a várias formas de doenças hepáticas. As famílias frequentemente experimentam problemas de gerações com sua função hepática. Algumas dessas doenças genéticas do fígado incluem a doença de Wilson, hiperoxalúria e hemocromatose. Diferentes substâncias se acumulam no fígado quando um paciente sofre de um desses tipos de doenças. O cobre se acumula no fígado em pacientes com a doença de Wilson, por exemplo.

Massas, Tumores e Câncer

O fígado também pode ter uma variedade de crescimentos e tumores, assim como câncer. Os crescimentos podem ser não cancerígenos e benignos ou podem ser cancerígenos ou malignos. Os hepatócitos, as células do fígado, causam um câncer hepático chamado câncer hepatocelular. Um tumor benigno é às vezes um adenoma hepático. Outro tumor benigno é um abscesso hepático. Um abscesso hepático faz com que o pus se acumule no tecido do fígado. O câncer no canal da bílis pode impedir que o fígado funcione adequadamente, mas também pode se espalhar para o fígado.

Cirrose

Quando o fígado fica cicatrizado e o tecido é destruído, isso é chamado de cirrose. Esta é a fase final da doença hepática. Longos períodos de doença hepática ou hepatite alcoólica são duas das razões mais comuns para a ocorrência de cirrose. Quando isto ocorre, não pode ser revertido. A cirrose levará à morte eventualmente.

Condições Hepáticas Pediátricas

Em bebês e crianças, o fígado pode apresentar sintomas, mas normalmente só se for severamente danificado. Isso porque o fígado pode se regenerar e sua capacidade de reserva é grande, especialmente em crianças. Algumas das doenças do fígado que são comuns em crianças incluem tumores benignos, hemangioma hepático, histiocitose de células de Langerhans, síndrome de Alagille, colestase intra-hepática familiar progressiva, atresia biliar e deficiência de alfa-1 antitripsina. Os tumores benignos são considerados congênitos e são a forma predominante de tumores hepáticos em crianças.

Uma doença hepática policística é outro distúrbio que começa na gestação e se desenvolve ao longo da vida do paciente. É uma doença genética, ou seja, que corre na linhagem familiar. Esta desordem causa o aparecimento de vários cistos no tecido do fígado. Esses cistos normalmente aparecem mais tarde na vida. Eles também são tipicamente assintomáticos. Todas estas doenças, incluindo as listadas acima, podem levar ao desarranjo do processo do fígado.

Sinais de Problemas no Fígado

O grau e os sintomas experimentados com a doença hepática variam de pessoa para pessoa e de doença para doença. Apesar disso, a ação resultante sobre o fígado produz sinais comuns, mesmo que não haja outros sintomas. Isto é especialmente verdadeiro quando a doença se encontra em uma fase inicial.

Icterícia ou Olhos e Pele Amareladas

Um dos sinais mais comuns de que há algo de errado com o fígado é a descoloração dos olhos e da pele. Um paciente que sofre de uma doença hepática terá frequentemente uma coloração amarela nos brancos dos olhos e em toda a sua pele. A cor amarelada da pele e a descoloração dos olhos são chamadas de icterícia. Quando o sangue se degrada, os glóbulos vermelhos criam bilirrubina que o corpo precisa excretar. Isto geralmente é removido através do bílis. Quando o fígado não está funcionando corretamente, ele não excreta causando a descoloração porque a bilirrubina começa a se acumular em todo o corpo. Além da cor amarela, a pele pode ficar com coceira.

Urina Escura ou Fezes Pálidas

Além do amarelamento da pele e dos olhos, as fezes e a urina podem ficar descoloridas. A bílis deixa o corpo geralmente através das fezes e um pouco através da urina, que é como a bilirrubina é normalmente excretada. A bilirrubina e o bílis são o motivo pelo qual as fezes são de cor marrom. Quando o fígado não está funcionando e a bilirrubina está se acumulando no corpo, ela não está sendo excretada através das fezes ou da urina. Quando isto acontece, a cor das fezes se torna mais pálida. Os rins começam a compensar o excesso de bilirrubina e tentam expeli-la mais através da urina. Isto torna a cor da urina mais escura.

Dor no Fígado

A intensidade e a natureza da dor no fígado pode variar, e não ocorre em todas as doenças hepáticas. A dor no fígado está localizada abaixo da caixa torácica direita, no lado superior direito do abdômen. A maioria dos fígados das pessoas situa-se neste local em seu corpo. Uma pequena parte do fígado se estende pelo meio do corpo até a parte superior esquerda do abdômen, por isso também é possível sentir dor ali, mas isso é incomum.

Fácil Surgimento de Hematomas

Outro sinal de que há algo errado com o fígado é a capacidade de desenvolver hematomas facilmente. Este sintoma pode estar relacionado a uma variedade de questões, portanto não está isolado diretamente com a doença hepática; entretanto, pode indicar que algo está errado com o fígado. Isto é especialmente provável se hematomas facilmente ocorrerem juntamente com qualquer um dos outros sintomas listados acima. A coagulação do sangue é controlada em parte pelo fígado quando este está funcionando corretamente. Quando não está, o fígado pode ser incapaz de criar proteínas suficientes para coagular o sangue e evitar hematomas. É por isso que os hematomas podem ocorrer facilmente, mesmo que a lesão tenha sido mínima.

Sinais Adicionais Para Ficar de Olho:

- Cansaço ou fadiga extrema.
- Abdômen inchado com excesso de líquido ou ascite.
- Inchaço com fluido em excesso não no abdômen.
- Pouco ou nenhum apetite.
- Episódios de vômito ou náusea.

Diagnóstico de Doenças Hepáticas

Os exames são normalmente realizados em um paciente quando há suspeita de doença hepática. Estes exames normalmente incluem exames de sangue. Estes exames buscam marcadores específicos. Por exemplo, a inflamação ou lesão aparece na resposta do fígado pela produção de reativos em fase aguda.

Capítulo 3: O Que É Uma Desintoxicação Hepática?

Antes de embarcar em uma desintoxicação hepática, é importante que você esteja ciente da variedade de formas que uma desintoxicação pode tomar e também das precauções associadas. A limpeza ou desintoxicação do fígado, termos normalmente utilizados de forma intercambiável, são um método para auxiliar seu fígado a remover toxinas. Alguns programas até afirmam que podem eliminar os cálculos biliares!

Antes de iniciar qualquer programa de desintoxicação hepática, verifique que sintomas podem ocorrer, que sinais você precisa estar ciente de que podem indicar uma reação adversa, e o que pode levar a situações potencialmente prejudiciais.

Há muitas desintoxicações ou lavagens que você pode escolher e esta variedade abre portas para que alguns planos sejam rotulados como seguros e eficazes quando na realidade são prejudiciais e ineficazes. Esteja ciente de quais opções estão disponíveis e use o bom senso antes de iniciar qualquer novo plano alimentar ou de estilo de vida.

As Desintoxicações Hepáticas Mais Comuns

1. Limpeza Mestre, ou a Dieta da Limonada

Uma dieta focada em pouco jejum, os participantes bebem apenas uma bebida especial de limão por dez dias enquanto suplementam com laxantes e água salgada para ajudar na defecação. As dietas de inanição são populares por uma variedade de razões, mas infelizmente, elas fazem mais mal para o seu corpo do que bem. Eles retardam seu metabolismo e podem causar outras preocupações de saúde, como desidratação e perturbações nos micro-organismos. O uso de laxantes pode baixar os eletrólitos e interferir com os movimentos intestinais. Os laxantes também podem interromper a atividade normal dos micro-organismos, perturbando as funções digestivas. Outro efeito colateral potencialmente mortal desta dieta, especialmente quando usada repetidamente, é o ácido elevado no sangue, chamado acidose metabólica. Esta dieta pode perturbar o equilíbrio dos alcalinos e ácidos no corpo, causando graves complicações de saúde. Outra complicação é a produção de cálculos biliares. Finalmente, o uso excessivo de laxantes pode causar danos ao trato gastrointestinal e desenvolver uma dependência de laxantes para eliminação.

2. Irrigação Intestinal, ou Colônica

Como um enema, esta limpeza envolve o fluxo de água através de um tubo que é inserido no reto para lavar o intestino. O objetivo é ajudar a remover a acumulação de toxinas no intestino grosso. Os problemas com este tipo de lavagem são os incômodos efeitos colaterais. Por exemplo, vômitos, náuseas, inchaço e cãibras são relatados, mesmo quando um profissional experiente faz o procedimento. A desidratação é outro efeito colateral comum. Preocupações de saúde mais sérias incluem perfurações intestinais, infecção do cólon ou intestino delgado, e níveis eletrolíticos perigosamente alterados.

3. Lavagem da vesícula biliar ou do fígado

Randolph Stone é creditado com esta desintoxicação. Stone instruiu seus participantes a comer principalmente maçãs e beber suco de maçã. Eles deveriam comer apenas frutas e vegetais e beber chá de ervas e azeite de oliva. Além disso, eles deveriam injetar um laxante, tipicamente água com sulfato de magnésio. Esta forma de desintoxicação é perigosa porque é uma forma de jejum e também usa em excesso os laxantes. Ambas as práticas podem ser muito perigosas para a sua saúde. Além disso, visar o fígado de tal forma pode potencialmente liberar um cálculo biliar da vesícula biliar. Para as pessoas que têm cálculos biliares, muitas não têm conhecimento deles até ficarem alojadas no duto da vesícula biliar. Quando isto ocorre, é muito doloroso e uma cirurgia de emergência é necessária.

4. Coma alimentos que limpam o fígado, ou a Dieta Detox

Alguns alimentos são carregados com toxinas extras que podem "atolar" o fígado. Por exemplo, alimentos como açúcar, produtos químicos, gordura e álcool, todos podem sobrecarregar o fígado. Com esta dieta, estes tipos de alimentos devem ser evitados. Em vez disso, os participantes se concentram em alimentos que auxiliam o fígado, como maçãs, nozes, alcachofra, dente-de-leão, toranja e limão. Esta é uma abordagem segura para a desintoxicação, especialmente quando ela é acompanhada de uma ingestão adequada de calorias, carboidratos e proteínas.

5. Suplementos herbais para desintoxicação

Muitos nutracêuticos estão disponíveis para auxiliar na desintoxicação hepática. Por exemplo, a cúrcuma, vitamina C, N-acetilcisteína, ácido alfa-R-lipóico, e cardo-mariano, todos têm demonstrado apoiar o fígado. A nível celular, os diversos suplementos auxiliam na desintoxicação. Além disso, eles podem proteger contra danos. É possível ter uma sensibilidade ou alergia aos vários suplementos herbais.

Antes de tomar qualquer coisa nova, certifique-se de ler e seguir as instruções. Além disso, esteja ciente de qualquer reação ou efeito adverso que ela possa causar.

Sintomas Comuns de Detox

Além dos sintomas descritos acima, os seguintes sintomas são comuns quando se trata de uma desintoxicação hepática:

- Gripe ou resfriado comum
- Congestionamento na cavidade nasal
- Problemas para dormir
- Corpo dolorido
- Fezes com mau cheiro
- Diarreia
- Tosse
- Névoa mental ou confusão
- Irritabilidade
- Ansiedade
- Tonturas
- Acne
- Reações cutâneas
- Odor corporal intenso ou diferente
- Cansaço ou fadiga extremos

Na maioria das vezes, estes sintomas são uma indicação de que seu corpo está removendo toxinas das células gordurosas através da corrente sanguínea. Se os sintomas não forem graves, eles normalmente diminuirão uma vez que o corpo tenha removido todas as toxinas.

É comum que algumas pessoas reajam de forma diferente à limpeza do que outras pessoas. Antes de iniciar uma desintoxicação hepática, não deixe de consultar seu médico.

Procure o apoio e orientação de um médico, especialmente se você tiver uma ou mais das seguintes condições:

- Doença crônica no fígado ou nos rins.
- Problemas com o intestino grosso, incluindo câncer de intestino, doença de Crohn, diverticulite, ou Síndrome do cólon Irritável.
- Idosos ou crianças.
- Mulheres amamentando ou grávidas.
- Doença cardíaca.
- Hipoglicemia.
- Diabetes.

A Melhor Solução de Detox Para Você

A desintoxicação mais benéfica, descarga ou limpeza que você poderia fazer para auxiliar e curar o seu fígado é comer os melhores alimentos e preparar as melhores bebidas para ajudar e aliviar o seu fígado. Isto significa ter um foco em alimentos nutritivos, incluindo quantidades adequadas de água. É importante evitar dietas de jejum ou de fome, incluindo o uso de laxantes. Elas não são benéficos para seu corpo, inclusive para seu fígado. Se você optar por incluir um suplemento herbal, certifique-se de escolher uma marca e uma fonte respeitáveis para ajudar a proteger e sustentar seu fígado.

Não é simples desintoxicar o fígado, e às vezes não é um processo agradável. Mas o resultado pode ser crucial para sua longevidade e saúde em geral. Apesar das muitas opções disponíveis para uma desintoxicação hepática, há algumas que não são tão seguras quanto outras. Antes de se dedicar a um regime rigoroso, certifique-se de examinar minuciosamente o plano e fique atento a quaisquer efeitos colaterais negativos que você esteja experimentando. Isto é especialmente importante se você sofrer de uma doença crônica. Se você sofrer de algo assim, certifique-se também de trabalhar em estreita colaboração com seu médico para que possa participar de um método suave e saudável que seja o melhor e mais eficaz para você.

Capítulo 4: Os Benefícios de Uma Desintoxicação Hepática

É comum não levar em consideração as desintoxicações hepáticas, mas há vários benefícios ligados a esta prática. Ela estimula uma alimentação saudável e também ajuda a perder peso indesejado ou desnecessário. Abaixo estão alguns dos benefícios mais comuns de uma desintoxicação hepática:

1. **Perder peso indesejado e desnecessário.**

    A gordura é decomposta no sistema digestivo pela bílis, que é produzida no fígado. Se a perda de peso é seu objetivo, começar com uma desintoxicação hepática pode ser um bom ponto de partida, pois este processo promove a produção de bílis.

2. **Auxiliar o sistema imunológico.**

    Para ter um sistema imunológico forte, seu fígado precisa ser saudável. Isso porque um dos muitos papéis do fígado é reduzir as toxinas em seu corpo. Uma desintoxicação hepática pode resultar em um fortalecimento de seu sistema imunológico.

3. **O risco de pedras no fígado é minimizado.**

    Níveis excessivos de colesterol na dieta podem levar ao desenvolvimento de pedras no fígado. A bílis endurece quando há excesso de colesterol e esta bílis endurecida se transforma em pequenas pedras. Estas pequenas pedras podem então restringir a função da vesícula biliar e do fígado. Em alguns casos, você pode ter até 300 pedras impedindo o funcionamento do seu fígado! Durante uma desintoxicação hepática, é possível e provável que você remova de 100 a 300 pedras de fígado do seu corpo.

4. É apoiada uma desintoxicação corporal completa.

As toxinas sempre existem em algum nível em seu fígado por causa de seu papel na função do corpo. Ele é projetado para eliminar toxinas, convertendo-as em um subproduto inofensivo para o seu corpo. Um nível saudável de toxinas é comum e normalmente não gera problemas em seu corpo. Os problemas começam a ocorrer quando as toxinas se acumulam. Para ter certeza de que seu fígado está funcionando da maneira que deveria, você precisa desintoxicar seu fígado.

5. A energia aumenta.

Depois que o fígado decompõe as toxinas em um subproduto inofensivo, alguns dos subprodutos são utilizados no organismo como nutrientes. Entretanto, se o fígado for bloqueado com problemas como pedras no fígado ou acumulação de toxinas, estes nutrientes-chave nunca chegam ao seu sangue. Quando seu sangue não obtém os nutrientes necessários, você pode sentir fadiga. Para ajudar a aumentar sua energia, desintoxique seu fígado. Além de experimentar um aumento de energia, você também saberá que seu corpo está recebendo os nutrientes que lhe faltavam antes.

6. A vitalidade melhora.

Para retornar à sua proficiência ideal, é necessária uma desintoxicação hepática. Sua pele ficará mais saudável e brilhante quando você reduzir as toxinas que se acumularam em seu fígado. Seu corpo responderá melhor a exercícios físicos quando você auxiliar a produção de bílis. Alguns pacientes e participantes sentem e parecem ser cinco anos mais jovens quando completam uma desintoxicação hepática!

Capítulo 5: Como Desintoxicar Seu Fígado Através da Dieta

O acesso à fast foods, que muitas vezes são pouco saudáveis e rápidos, torna difícil qualquer mudança de dieta ou estilo de vida. A fim de fazer mudanças em sua dieta, você precisa se conter e se responsabilizar. Se você puder fazer isso, você pode experimentar benefícios que mudam sua vida em muitas áreas de sua saúde em geral. Para desintoxicar seu fígado através da dieta, considere as seguintes dicas:

Dica 1: Elimine ou Diminua Alimentos Que São Tóxicos Para o Seu Corpo

Alguns alimentos trabalham contra sua saúde hepática, como os alimentos processados, quando sua dieta inclui muitos desses alimentos com frequência. Os alimentos processados contêm ingredientes como açúcar refinado e óleos hidrogenados. Alimentos como carnes processadas e alimentos de conveniência são conhecidos por sua toxicidade e efeitos nocivos em seu organismo. Os óleos hidrogenados, ou gorduras trans, contêm níveis aumentados de gordura saturada. A estrutura química do óleo foi projetada para melhorar a vida útil do produto ao qual ele é adicionado. Uma dieta rica em gorduras trans aumenta a probabilidade de doenças cardíacas em mais de 25%. Além disso, é teorizado que as gorduras trans levam à inflamação no corpo porque interferem com seu sistema imunológico.

Outras graves condições de saúde estão ligadas a alimentos como embutidos, fast food e alimentos de conveniência, que comumente contêm nitritos e nitratos adicionados. O objetivo destes aditivos é reter a cor nos alimentos, proibir o crescimento de bactérias e aumentar a vida útil do produto. Em vez de consumir estes tipos de alimentos, você precisa substituí-los por opções mais saudáveis que suportem sua função hepática. Às vezes é necessário um pouco de criatividade para fazer opções mais saudáveis para imitar e substituir estes alimentos não saudáveis, mas você pode desenvolver refeições que você e sua família achem cheias de sabor e que auxiliem seu fígado.

Por exemplo, em vez de comprar carnes embutidas, corte seu próprio peru assado ou frango. Barras de cereais caseiras, mix de nozes, palitos de cenoura, palitos de aipo e frutas frescas são todas boas opções para substituir um saco ou um punhado de batatas fritas. Em vez de fazer um miojo, encontre uma receita para uma alternativa saudável, como espaguete de abobrinha. Potássio, ácido pantotênico, manganês, vitaminas B e niacina estão todos presentes no espaguete de abobrinha. Além disso, o espaguete de abobrinha é baixo em gordura saturada e calorias. Você pode adicionar uma guarnição de nozes trituradas em cima para fornecer antioxidantes e ácidos graxos ômega-3 para auxiliar também na saúde do seu coração.

Quando você come alimentos que são processados, além de mudar sua dieta, você também precisa garantir que suas enzimas digestivas funcionem adequadamente. Quando suas enzimas hepáticas não estão equilibradas, você pode desenvolver doenças hepáticas e de digestão como a doença de Crohn.

Dica #2: Suco de Vegetais Crus É Um Eficiente Modo de Obtenção de Nutrientes

Uma desintoxicação hepática requer um grande número de vegetais crus em sua dieta, mas aumentar para as porções necessárias pode ser impossível para algumas pessoas. Para ajudá-lo a obter as porções de vegetais que você precisa de uma maneira fácil, faça suco de vegetais crus. Um copo de suco de vegetais frescos e crus pode fornecer até cinco porções de vegetais crus que você precisa. Além disso, se você não gosta de comer vegetais crus, o suco pode ser uma maneira mais saborosa e fácil de obter os nutrientes que você precisa.

Outro benefício do suco de vegetais crus é que é mais fácil para o seu fígado digerir. Ele também torna os nutrientes dos vegetais mais fáceis de serem absorvidos pelo seu corpo. Alguns dos vegetais mais benéficos na desintoxicação do fígado incluem couve, couve-flor e repolho. Os sabores destes vegetais podem não parecer apetitosos; no entanto, você pode incluir outros vegetais crus para alterar o sabor. Os legumes que são bons para adicionar nutrientes e sabor adicionais incluem verduras, beterrabas, pepinos e cenouras. Todos estes vegetais ajudam a desenvolver um nível de pH equilibrado, baixando os níveis de ácido no corpo.

Encontrar uma combinação de sabores que você prefira exigirá alguma experimentação. Considere adicionar outros sucos frescos, crus ou ervas frescas para desenvolver um sabor único. Algumas ervas aromáticas incluem hortelã e salsa. Um dos sucos de vegetais crus mais benéficos para sua desintoxicação hepática é a partir de cenouras orgânicas. Beta-caroteno, um nutriente que se converte em Vitamina A, é encontrado nas cenouras. A vitamina A é essencial para expelir as toxinas do seu corpo, bem como para reduzir a gordura do fígado. O gengibre é outro aditivo benéfico para o suco de vegetais crus. Ele auxilia a digestão e é anti-inflamatório. As laranjas também adicionam um sabor doce e/ou picante ao suco. Além disso, as laranjas fornecem Vitamina B6, Vitamina A e Vitamina C.

O suco de vegetais contém uma grande quantidade de fibras. Altas quantidades de fibras favorecem a digestão e aceleram seu processo de evacuação. A rápida eliminação das toxinas significa que seu corpo não tem tempo para armazená-las, o que pode acumular e prejudicá-lo.

Dica #3: Alimentos Ricos em Potássio São Essenciais

Você precisa comer mais de 4.500 miligramas de potássio todos os dias. Você tem certeza de que está recebendo esta dose recomendada de forma consistente? Provavelmente não! Os alimentos que contêm níveis mais altos de potássio ajudam a baixar o colesterol, promovem a saúde do coração, ajudam na limpeza do fígado e reduzem a pressão arterial sistólica. Existem suplementos de potássio disponíveis, mas você deve tentar obter sua dose recomendada de potássio através de alimentos saudáveis, tais como batata doce, molho de tomate, verduras, feijão, banana e melaço.

Batata Doce

Muitas pessoas acham que precisam comer mais bananas para aumentar sua ingestão de potássio; no entanto, a batata doce é na verdade a fonte mais rica de potássio. Além do beta-caroteno e de uma alta quantidade de fibra, uma batata doce média fornece cerca de 700 miligramas de potássio. A batata-doce também é de baixa caloria, mas contém altos níveis de ferro, magnésio e as vitaminas B6, C e D. A batata-doce também tem um sabor naturalmente doce a partir dos açúcares naturais. Os açúcares naturais são dispersados lentamente pela corrente sanguínea graças à função do fígado. A beleza deste processo natural é que ele se autorregula, evitando os picos de açúcar no sangue que os açúcares refinados causam.

Molho de Tomate

Os tomates também contêm vários nutrientes, inclusive potássio. Quando os tomates são consumidos como pasta, extrato ou molho, os benefícios do tomate são mais significativamente concentrados. Por exemplo, uma xícara de tomate fresco oferece cerca de 400 miligramas de potássio, mas uma xícara de extrato de tomate contém mais de 1.000 miligramas! Para garantir que você obtenha o máximo de benefícios em uma pasta, extrato ou molho, escolha produtos orgânicos de tomate.

Se você pretende fazer seu próprio concentrado, considere a seguinte receita para obter o máximo possível dos nutrientes da fruta:

Ingredientes:

- Tomates orgânicos, cortados pela metade

Instruções:

1. Aqueça seu forno a 220 graus. Coloque os tomates cortados pela metade em uma assadeira virados para baixo.
2. Asse os tomates até que a pele comece a murchar.
3. Retire a assadeira do forno e deixe os tomates esfriarem.
4. Quando esfriar, retire as peles e colocar a polpa em um liquidificador ou processador de alimentos. Use pulsar para esmagar os tomates suavemente.
5. Despeje os tomates assados e esmagados em uma peneira ou coador para remover as sementes, se preferir.
6. Despeje a mistura coada em um forno holandês ou em uma panela grande no fogão. Cozinhe o molho em fogo brando por até 2 horas ou até que o molho fique espesso. Lembre-se, o molho continuará a engrossar depois de

retirá-lo do fogo, então pare de ferver um pouco antes que o molho atinja a consistência que você prefere.

Folhas Verdes

Uma xícara de espinafre ou beterraba contém um grande número de antioxidantes e mais de 1.300 miligramas de potássio. Estes ingredientes são fáceis de adicionar ao suco cru e podem auxiliar poderosamente o fígado. Para adicioná-los à sua dieta, pique os vegetais e acrescente à mistura ao suco ou salpique em cima das saladas. Você também pode saltear rapidamente em seu fogão. Além disso, as beterrabas ajudam o fluxo da sua bílis e limpam a vesícula biliar naturalmente.

Feijão

Existem vários feijões saudáveis que você pode escolher para adicionar à sua dieta. Os feijões contêm uma grande quantidade de potássio, além de fibras e proteínas. Feijões como o feijão-de-lima, o feijão comum e o feijão branco são todas excelentes opções e boas alternativas para outros grãos, como o grão-de-bico. Em vez de fazer hummus a partir de grão-de-bico, experimente um dos outros feijões em sua receita e desfrute de sua nova criação com palitos de aipo e palitos de cenoura.

Melaço

Não é qualquer melado que é a melhor fonte de potássio; no entanto, o melaço pode fornecer uma porção significativa de seu valor diário recomendado de potássio, além de outros nutrientes como cobre, manganês, cálcio e ferro. Na verdade, apenas 2 colheres de chá de melaço fornecem cerca de 10% da quantidade recomendada de potássio.

Uma maneira fácil de incorporar o melaço em sua dieta é substituir outros adoçantes que você usa. Use-o em mingau feito com quinoa, em cima dos flocos aveia, ou faça molho barbecue caseiro com ele. Até mesmo colocar duas colheres de chá em seu café da manhã é uma excelente maneira de adicionar doçura, assim como nutrientes. O benefício extra de adicionar melaço ao seu café é que ele enriquece o sabor enquanto reduz o sabor ácido.

Banana

As bananas são ricas em potássio. Adicionar uma banana média a uma vitamina é uma ótima maneira de aumentar seu potássio e adoçar a bebida. Uma banana média fornece cerca de 470 miligramas de potássio, auxílio à digestão e liberação de metais pesados e toxinas de seu corpo. Quando você está passando por sua desintoxicação hepática, estes benefícios são essenciais. Certifique-se de ter sempre à mão bananas suficientes para adicionar às suas refeições ou para petiscar durante a desintoxicação.

Dica #4: Faça Um Enema Com Café

Um enema auxilia na constipação, mas um enema com café também ajuda você a recuperar mais energia e a promover sua desintoxicação hepática. Os enemas têm como alvo a parte inferior do intestino grosso. Há muitas maneiras e recursos para ajudá-lo a fazer isso em casa, ao contrário de outras intervenções, como uma hidrocolonterapia. A hidrocolonterapia visa o intestino grosso e requer a assistência de um profissional. Isto torna um enema uma ação mais acessível e "atraente" para ajudar na desintoxicação do fígado. Você pode adquirir um kit de enema na maioria das farmácias ou lojas de conveniência.

Ao fazer um enema com café, o café orgânico é mantido em seu intestino. Ao retê-lo na parte inferior do intestino grosso, isso permite que a parede do intestino absorva o líquido do café e o transporte para o fígado. A absorção do café orgânico estimula a produção e o fluxo da bílis. Este estímulo dá um tranco no seu fígado e vesícula biliar. Quando seu fígado e vesícula biliar são ativados, você começa a produzir glutationa, um composto químico que é um forte limpador. Este composto químico ajuda na eliminação da carga tóxica em seu corpo.

A remoção rápida de toxinas é essencial durante a desintoxicação do fígado. Para fazer um enema de café, ferva três xícaras de água filtrada com 2 colheres de sopa de café orgânico moído. Quando a mistura ferver, abaixe o fogo e deixe ferver por cerca de 15 minutos. Quando estiver pronto, deixe a mistura esfriar até a temperatura ambiente. Quando a mistura de café estiver completamente fria, coe com um pano de filtro para remover todo o sedimento do líquido. Use este líquido em seu kit de enema. Uma vez que o líquido for inserido, procure manter o líquido por até 15 minutos. Quando você atingir 15 minutos ou seu limite, solte.

Dica #5: Suplementos de Cúrcuma, Dente-de-leão e Cardo-mariano São Benéficos

Cúrcuma

Várias condições de saúde, tais como dor crônica, saúde da próstata, saúde da mama, osteoartrite, depressão, câncer e Mal de Alzheimer, são assuntos de pesquisas científicas recentes que estão sendo conduzidas sobre o efeito do açafrão-da-terra nessas condições. Os resultados preliminares já mostram que a cúrcuma, ou açafrão-da-terra, pode apoiar o metabolismo e o tecido hepático, regula o equilíbrio de nosso açúcar no sangue, auxilia na digestão, minimiza a dor nas articulações e ajuda a minimizar a depressão. Espera-se que surjam mais benefícios à medida que as pesquisas forem sendo publicadas.

Dente-de-leão

Qualquer pessoa que cuide de algum gramado odeia dentes-de-leão. Esta erva daninha se move livremente e infesta o solo toda primavera e durante todo o verão. Embora possa ser um incômodo no quintal, estas pequenas flores contêm minerais benéficos e vitaminas desde suas hastes até suas raízes. Ao ingerir o dente-de-leão, você ajuda a desintoxicar seu fígado mais facilmente, agindo como diurético e acelerando a eliminação de toxinas. Além disso, o dente-de-leão ajuda na digestão, na azia, no desequilíbrio dos níveis de açúcar no sangue e sistema imunológico enfraquecido. Você pode tomar raiz de dente-de-leão como suplemento ou bebê-lo em um chá de ervas para sua desintoxicação hepática.

Cardo-mariano

Uma planta ideal para a desintoxicação é o cardo-mariano. Muitos familiarizados com esta planta a consideram o "rei" das plantas usadas para a desintoxicação. É por isso que ela é tão importante e valiosa durante sua desintoxicação hepática. Parte do benefício de consumir cardo-mariano inclui a remoção de álcool, poluentes ambientais, medicamentos prescritos e acumulação de metais pesados no fígado. Para pacientes submetidos a radiação ou quimioterapia, eles sofrem uma série de efeitos colaterais indesejáveis, que o cardo-mariano pode ajudar a reduzir. Para auxiliar na regeneração do fígado, a silimarina ativa no cardo-mariano é benéfica para a força das paredes celulares do fígado. Tome um suplemento de cardo-mariano ou beba-o em um chá de ervas destinado à sua desintoxicação hepática.

Bônus! Raiz de bardana

Semelhante ao dente-de-leão, esta raiz é útil para desintoxicar seu sangue, o que depois ajuda na função do fígado. Semelhante ao cardo-mariano, a raiz de bardana também pode ser tomada como um suplemento ou em um chá detox para o fígado.

Dica #6: Tome Suplementos Para o Fígado ou Coma Fígado Orgânico Regularmente

O consumo de carne orgânica de fígado de frango ou gado jovem e saudável que é alimentado com capim contém o máximo de coQ10, cromo, zinco, cobre, ferro, colina e ácido fólico, vitamina A e vitaminas do complexo B. Para se obter o máximo de nutrientes de um alimento, não se pode fazer melhor do que comer fígado.

Se comer fígado não for uma opção, tome suplementos de fígado de carne bovina. Certifique-se de escolher suplementos que ofereçam uma garantia de que não serão usados antibióticos, pesticidas ou hormônios nos cuidados e na alimentação dos animais. Isto garante que você obtenha o melhor e mais nutrientes nos suplementos.

Capítulo 6: Remédios Naturais Para Gordura no Fígado

Atualmente, há apenas duas terapias primárias oferecidas para a DHGNA. A primeira é o uso de medicamentos e intervenções farmacêuticas. A segunda é a intervenção em seu estilo de vida. A intervenção inclui exercícios físicos, a modificação de sua dieta ou a redução de seu peso corporal. A terapia mais comum é a intervenção no estilo de vida, modificações específicas em sua dieta e redução de seu peso corporal. Estas duas medidas muitas vezes vão de mãos dadas. Doenças metabólicas, tais como hiperlipidemia e obesidade, assim como a DHGNA, podem ser retardadas através de exercícios moderados e de longo prazo.

Apesar do conhecimento de que a intervenção em seu estilo de vida pode reduzir a progressão da DHGNA, os mecanismos subjacentes a este benefício ainda são desconhecidos. Vários estudos científicos publicados ilustram os benefícios da intervenção no estilo de vida, mas nenhum deles põe um dedo firme na razão disso. Ainda assim, é inegável o potencial de benefícios terapêuticos. Essas intervenções naturais, ou remédios, têm resultados mais benéficos em estudos científicos do que as intervenções farmacêuticas. A terapia farmacêutica inclui vários medicamentos, incluindo bloqueadores do sistema renina-angiotensina, agentes lipídicos, sensibilizadores de insulina e antioxidantes. Alguns estudos em animais e células mostram resultados promissores, mas poucos ensaios clínicos em humanos são positivos.

Há vários efeitos benéficos nos remédios fitoterápicos para a descontinuação da DHGNA. A atenção a esses remédios naturais tem aumentado nos últimos anos porque eles estão disponíveis em todo o mundo; normalmente têm pouco ou nenhum efeito colateral, e múltiplos estudos clínicos e básicos apoiam sua eficácia.

Achados Atuais de Remédios Natural Para o Tratamento da DHGNA

Goji Berry, Wolfberry, ou Lycii Fructus

Da família Solanaceae, a goji berry é a fruta do Lycium Barbarum. A medicina chinesa tornou esta fruta famosa por seus benefícios sobre os olhos e o fígado. O LBP, ou a parte polissacarídeo da fruta, é a parte mais benéfica da goji berry. Resultados de estudos recentes mostram que o LBP tem uma variedade de benefícios biológicos, incluindo uma redução dos tumores de risco, manutenção do metabolismo da glicose, neuroproteção, imunorregulação e habilidades antioxidantes.

Estudos clínicos complementares mostram que o suco de LBP aumenta a quantidade de imunoglobulina G, níveis de interleucina-2 e linfócitos em humanos. Reduzir a formação de peróxido lipídico e aumentar os níveis séricos de antioxidante são benefícios adicionais da LBP.

As primeiras descobertas mostram que o LBP impediu a propagação e encorajou a apoptose de células hepatomáticas no fígado. Um estudo adicional ilustrou os atributos protetores do LBP quando incorporado em uma dieta rica em gordura que causava lesões por estresse oxidativo no fígado. Nessas situações, a LBP aumentou a atividade das enzimas antioxidantes e dos produtos do estresse oxidativo para ajudar a proteger contra mais lesões por estresse oxidativo no corpo. Outros estudos mostraram as poderosas propriedades curativas do LBP na doença hepática gordurosa relacionada ao álcool e como ele pode ajudar na regeneração do fígado.

Alho ou Allium Sativum

Existe uma longa história de usos medicinais e culinários do alho na região do Mediterrâneo, Egito e Ásia. Um relatório recente publicou que comer um pedaço inteiro de alho ajudou a melhorar a resistência à glicose no sangue, o metabolismo de lipídios e o estresse oxidativo. A redução da atividade do sistema de citocromo P450 e o aumento da atividade antioxidante foram o resultado em um estudo quando o alho preto envelhecido foi combinado com a administração de etanol crônico em ratos. Também foi descoberto que o ajuda a proteger e reparar danos hepáticos do CCl4. Quando emparelhado com outros remédios medicinais e naturais, o alho aumenta os efeitos benéficos da redução da esteatose, inflamação, estresse oxidativo e fibrose. Por fim, o alho também ajuda a prevenir danos adicionais ao fígado para pacientes com DHGNA.

Chá Verde

Outro remédio natural é a planta do chá verde. Este remédio é uma das plantas mais documentadas utilizadas para prevenir problemas hepáticos. Nas últimas duas décadas, uma maior atenção sobre as propriedades benéficas e curativas desta planta tem apoiado suas capacidades na saúde do fígado. A planta Camellia sinensis fornece as folhas utilizadas na fabricação do chá verde. A planta foi originalmente encontrada na China, mas se espalhou pela Ásia para lugares como Vietnã, Coreia e Japão. Agora ela se espalhou para locais ocidentais, infiltrando-se em culturas de chá preto.

Ratos tratados com CCl4 também receberam EGCG puro, ou epigalocatechina-3-galato, em um estudo de impacto. O EGCG é o polifenol primário do chá verde. O resultado mostrou benefícios em um nível bioquímico e histológico. Ele teve impacto sobre a inflamação, o estresse oxidativo e ajudou a resolver a lesão hepática. Em outro estudo recente, foi mostrado que o EGCG ajuda a prevenir a entrada e transmissão da hepatite C. Ratos de laboratório obesos em um estudo realizado sobre doenças hepáticas e EGCG encontraram benefícios tanto na saúde do fígado quanto na redução do peso indesejado.

Resveratrol

As uvas tintas contêm uma fitoalexina que pode ser extraída, que é chamada de resveratrol. Está bem documentado para proteger contra inflamação e estresse oxidativo. É um dos remédios naturais mais aceitos devido a suas propriedades poderosas e sua disponibilidade mundial. Estudos recentes mostraram que o resveratrol é um tratamento eficaz para a DHGNA. É um remédio eficaz para ser usado diariamente para prevenir e curar doenças hepáticas gordurosas.

Cardo-mariano

Como mencionado no capítulo anterior, o cardo-mariano é uma planta benéfica durante uma desintoxicação hepática. O cardo-mariano está na família das margaridas e produz dois importantes derivados, a silimarina e a silibina. Foram publicados mais de 10.000 relatórios nos últimos dez anos sobre os benefícios do cardo-mariano para o corpo, e especificamente para a saúde do fígado. Os resultados desses relatórios relacionam os efeitos dos dois derivados com resultados hepatoprotetores, quimiopreventivos e antioxidantes. No fígado especificamente, a silimarina e a silibina melhoram os efeitos dos antioxidantes. Elas também, direta e indiretamente, afetam a fibrose e a inflamação no fígado. Um estudo complementar mostra que pacientes que sofrem de hepatite crônica C e NAFLD, experimentaram melhores efeitos da silimarina devido ao aumento das concentrações de plasma flavonoligênico e à ampla circulação enterohepática.

Decocções e Derivativos Adicionais a Considerar

Os remédios naturais usados na medicina tradicional chinesa e agora amparados pela biologia experimental, farmacologia e química, incluem a berberina. A planta Coptidis Rhizoma da China contém este alcalóide isolado, que tem um efeito antiesteatótico. Ele também reduz a resposta inflamatória da hepatite. Atualmente, não existem estudos modernos ligando diretamente a berberina ao tratamento da DHGNA.

Sugestões Naturais Adicionais

- Minimizar a ingestão de açúcar para menos de 30 gramas por dia.
- Reduzir o estresse.
- Reduza seu ritmo de vida.
- Coloque uma embalagem de óleo de rícino sobre o fígado algumas vezes por semana.
- Algumas vezes por semana, comer carne orgânica de órgãos.
- Em jejum, beba 250mL de suco de beterraba fermentado (Kvass).
- Incorporar atividades físicas de baixo impacto e que aliviam o estresse, como a Yoga ou a caminhada, em sua atividade semanal.

Capítulo 7: Alimentos e Bebidas Dietéticos Saudáveis Contra Gordura no Fígado

Quase um terço da população adulta americana é afetada por doenças gordurosas do fígado. É uma das causas primárias da insuficiência hepática e uma vez que o fígado falha, não há opção de tratamento a longo prazo, a não ser um transplante de fígado. Muitos casos da doença hepática gordurosa só são diagnosticados tardiamente, o que torna alguns dos danos irreversíveis. Entretanto, é possível prevenir e tratar a doença para melhorar sua longevidade e qualidade de vida. Um dos métodos mais comuns de prevenção e tratamento inclui mudanças dietéticas. Não importa se você tem uma Doença Hepática Alcoólica ou uma Doença Hepática Gordurosa Não Alcoólica, a dieta pode melhorar a saúde do seu fígado.

As regras gerais a seguir para uma dieta hepática saudável incluem:

- Não consumir álcool.
- Consumir uma quantidade muito pequena de gorduras saturadas, carboidratos refinados, gorduras trans, sal e açúcar.
- Modifique sua dieta para incluir vários grãos integrais e plantas que sejam ricas em fibras, tais como leguminosas.
- Coma grandes quantidades de legumes e frutas.

Como a doença hepática gordurosa é um acúmulo de gordura no fígado, é importante reduzir a gordura em excesso que você consome. Você também pode se concentrar em reduzir sua ingestão calórica para ajudar na perda de peso, o que também pode ajudar a aliviar a doença hepática gordurosa e o estresse adicional em seu corpo. Quando você perde peso indesejado, você diminui o risco de contrair a doença hepática gordurosa. Se você estiver acima do peso, estabeleça o objetivo de perder cerca de 10% do seu peso corporal atual.

Como Curar Gordura no Fígado Através da Alimentação

Abaixo estão listados alguns dos melhores alimentos e bebidas que você deve consumir durante uma desintoxicação hepática e ao mesmo tempo favorecendo sua função hepática saudável.

1. **Café**

   De nada, amantes de café! Relatórios têm mostrado que beber café ajuda a reduzir as enzimas incomuns no fígado. Além disso, os pacientes com doenças gordurosas do fígado que também bebem café regularmente têm frequentemente menos danos ao fígado do que aqueles que não o bebem. Quantidades moderadas de cafeína podem minimizar as enzimas hepáticas anormais, o que é especialmente importante para pessoas que correm o risco de desenvolver a doença hepática gordurosa.

2. **Folhas verdes**

   Estes super-alimentos também bloqueiam o acúmulo de gordura. Por exemplo, brócolis impediu o acúmulo de gordura no fígado em ratos em um estudo. Espinafre, couve e couve-de-bruxelas também ajudam na perda de peso. Procure receitas que utilizem muitas folhas verdes para obter um boost poderoso todos os dias.

3. **Tofu**

O tofu é uma boa fonte de proteína e também é de baixa gordura, mas é a proteína da soja nos alimentos que beneficia especificamente aqueles que sofrem de doença hepática gordurosa. Ratos em um estudo na Universidade de Illinois revelou o poder do tofu e da proteína de soja na proteção contra a acumulação de gordura no fígado.

4. **Peixe**

Diminuir a inflamação e melhorar os níveis de gordura no fígado com o apoio de ácidos graxos ômega-3. Estes ácidos benéficos podem ser encontrados em alimentos como truta, atum, sardinha e salmão. Todos eles são considerados peixes "gordurosos", mas fornecem uma gordura saudável que seu corpo pode quebrar facilmente em comparação com outras gorduras que são armazenadas no fígado. Ao preparar o peixe, lembre-se de se manter a receita com pouca gordura, pois o peixe já contém gordura suficiente para seu corpo.

5. **Aveia**

Quando você está lutando contra a fadiga como um efeito colateral da doença hepática gordurosa ou durante os estágios iniciais do tratamento da doença, pode ser difícil funcionar adequadamente. Comer carboidratos de grãos integrais como farinha de aveia pode fornecer ao seu corpo um impulso de energia que pode sustentar por longos períodos de tempo. Além disso, as fibras na farinha de aveia ajudam a sentir-se cheio e sustentam essa sensação de saciedade. Finalmente, também têm sido mostrado que a farinha de aveia te ajuda a manter um peso corporal saudável.

6. Nozes

Outro alimento rico em ômega 3 são as nozes. Quando pacientes com doenças gordurosas do fígado consomem um pequeno punhado de nozes, muitas vezes eles têm melhores resultados nos exames de fígado.

7. Abacate

Proteja seu fígado comendo gorduras saudáveis como as dos abacates. Pesquisas atuais mostram que os abacates contêm bioquímicos específicos que potencialmente reduzem os danos ao fígado. Os abacates também são uma rica fonte de fibras, o que ajuda na perda de peso.

8. Laticínios e leite com baixo teor de gordura

Um estudo publicado em 2011 sobre ratos relatou que a proteína do soro de leite no leite pode ajudar a proteger contra danos ao fígado, mesmo que já existam danos. Consuma um copo de leite por dia ou cerca de 250g de queijo animal orgânico, alimentado com grama, para obter os melhores resultados.

9. Sementes de girassol

A vitamina E é muito presente em sementes de girassol e é conhecida por suas propriedades antioxidantes. Os antioxidantes ajudam seu fígado a se proteger de maiores danos.

10. Azeite de oliva

A terceira fonte de ômega 3 nesta lista. Prefira este óleo em vez de manteiga ou margarina enquanto cozinha. O azeite de oliva também demonstrou controlar os níveis de peso saudáveis e reduzir o nível de enzimas hepáticas.

11. **Alho**

Como mencionado anteriormente neste livro, o alho é útil para proteger e auxiliar o fígado, assim como para promover um peso corporal saudável. Ele também é muito saboroso, então você pode fazer muitos pratos deliciosos rapidamente. É uma boa fonte para queimar a gordura acumulada e indesejada no corpo.

12. **Chá verde**

Outro alimento repetido em nossa lista, foi mostrado que o chá verde auxilia na absorção e processamento de gorduras no corpo, em vez de armazená-las em seu fígado. Ele também tem sido ligado à melhoria da função hepática. Outros benefícios incluem a assistência ao sono e a redução do colesterol.

Alimentos Adicionais de Apoio ao Fígado

- Beterraba
Rico em antioxidantes e ativa as enzimas hepáticas, também melhora a produção de bílis e melhora a atividade física.

- Maçãs orgânicas
Rico em fibras, especialmente com a casca, e certifique-se de que a fruta seja orgânica, pois as maçãs tendem a ser uma das principais frutas e vegetais a ter quantidades excessivas de pesticidas sobre elas.

- Brotos de Brócolis
Forte desintoxicante, rico em antioxidantes, aumenta o glutationa mais do que apenas os brócolis, contém um regulador hormonal chamado indole-3-carbinol, e contém sulforafano, que é um combatente do câncer.

- Alimentos fermentados, como chucrute, kefir, kombucha, kimchi ou picles. Promovem a digestão e evacuação através de bons compostos bacterianos.

- Frutas cítricas como limões, limas, laranjas ou toranjas.

- Ajudam o fígado a se limpar e criar enzimas para desintoxicação.

- Cenouras
  Rico em beta-caroteno e flavonóides vegetais, e contém Vitamina A para a prevenção de doenças hepáticas.

- A maioria dos vegetais.

A couve-flor e os brócolis contêm glucosinolato para desintoxicar a produção de enzimas e enxofre para a saúde geral do fígado. Espinafre e outros vegetais folhosos são fontes ricas de clorofila para auxiliar na remoção de toxinas do sangue e também fornecer um equilíbrio alcalino para os metais pesados no fígado.

Bebidas Adicionais de Apoio ao Fígado

- Suco de mirtilo: Fibrose, que é a cicatriz resultante da doença hepática, foi o tema do estudo publicado na revista PLOS One em março de 2013. Os animais do estudo foram alimentados com suco de mirtilo para observar os efeitos que ele tem sobre a fibrose durante um período de oito semanas. Os resultados do estudo indicam que o suco de mirtilo tem a capacidade de aumentar a capacidade do fígado de suportar níveis de estresse oxidativo e aumentar as proteínas que auxiliam o fígado na luta contra a fibrose. O estresse oxidativo ocorre quando as células são danificadas por radicais livres, que são moléculas instáveis.

- Suco de laranja-de-sangue: Em 2012, um estudo publicado no World Journal of Gastroenterology concluiu que o acúmulo de gordura é evitado quando os participantes consomem regularmente suco de laranja-de-sangue. Ao longo de 12 semanas, os animais obesos do estudo foram alimentados com o suco todos os dias. De acordo com o estudo, os ratos tiveram várias respostas saudáveis, incluindo melhor sensibilidade insulínica, redução dos triglicerídeos e do colesterol em geral, redução do peso corporal, bem como proteção contra o acúmulo de gordura no fígado. O hormônio insulina, regula os níveis de açúcar no sangue. É importante que o corpo seja sensível a este hormônio para que possa regular o açúcar no sangue de forma apropriada. Se o corpo não tiver uma sensibilidade estável à insulina, é possível e provável que a pessoa venha a desenvolver diabetes.

- Suco de noni: Noni é uma planta que cresce em climas tropicais e dá os frutos noni. É conhecida botanicamente como Morinda citrifolia. As lojas de produtos naturais são os principais fornecedores de suplementos de suco de noni nos Estados Unidos. É provável que você encontre suco de noni misturados com outros sucos de frutas, mais comumente suco de uva. A conclusão do estudo de 2008 sobre animais, publicado na revista Plant Foods and Human Nutrition, mostra que os danos causados por toxinas no fígado são minimizados quando os participantes bebiam suco de noni regularmente.

- Uma nota sobre suco de frutas: Os sucos de frutas muitas vezes contêm açúcar refinado adicionado. Certifique-se de ler os rótulos com atenção. Escolha sucos que não tenham nenhum ou pouco açúcar adicionado e também procure pelo conteúdo do suco. Tente comprar sucos que sejam rotulados como 100% de suco, se possível. Muitas marcas de suco incluirão apenas uma pequena porção de suco de frutas em sua garrafa. Isto ocorre frequentemente com suco de mirtilo. O suco também contém altos níveis calóricos e a fibra da fruta foi removida. Você receberá muito menos fibra do que se comesse a fruta inteira por si só. Para aqueles interessados em sucos de frutas, tenha em mente que algumas frutas só estão disponíveis sazonalmente. Por exemplo, as laranjas-de-sangue estão nos mercados desde o mês de janeiro até meados de abril. Se você conseguir encontrá-las em mercados fora desse período, elas provavelmente serão mais caras e de baixa qualidade.

Evite os Seguintes Alimentos:

1. Sal: Sal em excesso faz seu corpo reter água. Certifique-se de não consumir mais de 1.500 miligramas por dia.
2. Carne vermelha: Estes culpados são fontes de gorduras saturadas indesejadas. A carne bovina e os embutidos especificamente devem ser evitados.
3. Massa branca, arroz e pão: Os alimentos brancos indicam que foram processados. Os alimentos processados elevam seu açúcar no sangue e carecem de fibras e outros nutrientes que seus equivalentes em grãos integrais oferecem.
4. Alimentos fritos: Qualquer coisa frita será rica em calorias e gorduras insalubres.
5. Açúcar adicional: Sucos de frutas, refrigerantes, biscoitos e doces são todos ricos em açúcar refinado e acrescentado. Estes aumentam o açúcar no sangue e podem aumentar o acúmulo de gordura em seu fígado.

Um Exemplo de Plano de Dieta

O próximo capítulo abordará planos de refeições e receitas com mais profundidade, mas fornecido a seguir é uma amostra de plano de refeições para ilustrar como pode ser uma dieta para gordura no fígado e desintoxicação.

Refeição	Café da manhã	Almoço	Jantar	Lanches
Cardápio	• 250mL de café com leite desnatado ou magro. • 1 xícara de farinha de aveia integral coberta com 2 colheres de sopa de pasta de amêndoas e 1 banana média fatiada	• 250mL de leite desnatado ou magro. • 1 maçã média • 1 xícara de brócolis cozidos a vapor, cenoura ou outro vegetal folhoso • 1 batata pequena assada	• 1 xícara de brócolis cozidos a vapor, cenoura ou outro vegetal • 1 xícara de frutas frescas • 250mL de leite desnatado ou magro • 2 fatias de pão integral • 100g	• 2 colheres de humus com algum legume em palitos OU • 1 colher de sopa de pasta de amêndoas espalhada sobre fatias de maçã.

		• 100g de frango grelhado • 1 xícara de espina fre fresco com azeite de oliva e vinagr e balsâmico	de salmão assado • uma salada de grãos pequena	

Sugestões Adicionais de Remédios Naturais para Gordura no Fígado

Outros remédios naturais a considerar não incluem a dieta. Estas mudanças podem melhorar sua saúde geral, incluindo sua função hepática. Alguns desses remédios incluem:

- Aumentar sua atividade física.

  Quando você associa uma dieta com exercícios, você não só perde o peso excessivo indesejado, mas também pode administrar sua saúde geral e doenças hepáticas com esta combinação. O objetivo deve ser um mínimo de 30 minutos de atividade moderada a alta, vários dias por semana.

- Reduzir seu colesterol.

  Se você não conseguir reduzir seu colesterol através de dieta e exercícios físicos sozinho, você pode precisar trabalhar com seu médico para iniciar certos medicamentos que o ajudem. É importante baixar seus níveis de triglicérides e colesterol. Você pode fazer isso através de sua dieta, minimizando ou eliminando a adição de açúcar e gorduras saturadas.

- Mantenha o diabetes sob controle.

  A doença hepática gordurosa muitas vezes acompanha o diabetes e vice-versa. Mudar sua dieta e seus níveis de atividade física são métodos de tratamento eficazes para essas duas doenças. Se estes dois remédios não baixarem seus níveis de açúcar no sangue para um nível saudável, você deve falar com seu médico para estabilizar seu açúcar no sangue também com medicamentos.

Capítulo 8: Planos Alimentares e Que Alimentos e Bebidas Devem Ser Evitados

Você já decidiu que este é o fim de semana que você fará uma desintoxicação ou limpeza do fígado? Se você ainda estiver em dúvida sobre a ideia, talvez você devesse colocar isso na sua agenda. Uma desintoxicação tem a reputação de ser um empreendimento desafiador e destrutivo, mas uma pequena desintoxicação focada em alimentos saudáveis é mais fácil e menos dolorosa do que você provavelmente está imaginando. Seu fígado é um órgão incrivelmente importante em seu corpo, e sua pele é o único órgão maior que ele. Uma desintoxicação é uma forma de ajudá-lo a funcionar melhor a cada dia, dando-lhe uma pausa dos alimentos que são difíceis de processar, que são preenchidos com conservantes e que são tóxicos para sua saúde. Seu fígado auxilia a maior parte de suas funções corporais, incluindo sua digestão, reprodução, imunidade e hormônios. Até mesmo sua pele é favorecida por sua função hepática.

Ele pode fazer todo esse trabalho por causa da nutrição que resulta do que você come. As dietas de suco são um método comum de desintoxicação utilizado para ajudar seu corpo a remover toxinas, mas são um desafio a ser cumprido. Dietistas e nutricionistas estão agora mais propensos a sugerir e apoiar uma limpeza baseada em alimentos. Uma desintoxicação focada em alimentos que fornecem ao seu fígado os nutrientes "certos" facilita a adesão dos participantes, especialmente se eles são novos na desintoxicação. É muito mais fácil e menos complicado do que fazer uma limpeza tradicional do suco. Além disso, durante uma limpeza de suco, os participantes frequentemente lutam com a desaceleração metabólica e sentimentos de abstinência e privação. Fazer uma desintoxicação baseada em alimentos; no entanto, minimiza estes efeitos colaterais.

Alimentos a Serem Evitados em Seu Plano Alimentar Para Desintoxicar o Fígado

A boa notícia é que você pode comer durante sua desintoxicação! Você pode comer muitos alimentos fantásticos e contar calorias não é realmente o foco do plano. Em vez disso, você está focado em aumentar o "bom" enquanto minimiza ou elimina o "ruim". Abaixo está uma lista dos poucos tipos de alimentos que você precisa evitar enquanto participa de sua limpeza:

1. Produtos de soja, exceto o tempeh, se você normalmente consome produtos de soja.
2. Milho
3. Carnes vermelhas ou outras carnes gordurosas. Se você come carne regularmente, prefira o peito de frango magro e assado.
4. Óleos vegetais e de canola.
5. Café
6. Álcool
7. Condimentos como ketchup e maionese.
8. Alimentos com alto teor de sódio ou sal adicionado.
9. Alimentos processados ou fritos.
10. Produtos à base de glúten como massas e pães.
11. Todos os laticínios.
12. Alimentos ricos em açúcar, especialmente açúcar refinado. A fruta e seu açúcar natural são permitidas com moderação durante a desintoxicação.

Dicas Sobre Como Obter o Máximo de seu Plano Alimentar Para Desintoxicar o Fígado

Antes de preparar as receitas e planejar seu fim de semana de refeições, considere as oito dicas abaixo para que você possa aproveitar ao máximo seu tempo.

1. Planeje beber um copo de água com uma fatia de limão fresco logo pela manhã. Isto ajuda a hidratar seu corpo e prepará-lo para expelir as toxinas estagnadas da noite para o dia.
2. Beba metade do seu peso corporal em água todos os dias. Considere adicionar uma colher de chá de clorofila ou espirulina em pó a um copo de água para aumentar sua desintoxicação. Você pode adicionar isto à sua água até três vezes ao dia durante sua desintoxicação.
3. Escolha alimentos orgânicos sempre que puder para ajudar a eliminar a presença de hormônios e toxinas.
4. Salpique sementes de linhaça ou chia em seus alimentos. Elas contêm uma boa dose de fibra, que ajuda seu intestino grosso a remover os resíduos tóxicos de seu fígado. Você também pode preparar um chá de linhaça mergulhando 1 colher de sopa de linhaça em 250mL de água quente, depois coe o líquido para remover as sementes antes de beber.
5. Estoque alimentos saudáveis como coentro, salsa, agrião, espinafre, pepino, rabanete, brócolis, espargos, lima, limão e maçã. Estes podem ser facilmente consumidos em viagem ou adicionados a outros alimentos para obter sabor e benefícios adicionais.
6. Planeje fazer uma vitamina verde ou suco todos os dias. O estado líquido ajuda seu corpo á digerir os nutrientes e também permite que seu fígado absorva o que ele precisa

para uma saúde otimizada. Considere adicionar uma xícara de espinafre ou folhas verdes a um punhado de outras frutas e vegetais para um almoço alternativo ou "lanche da tarde".

7. Duas horas antes de dormir, você deve parar de comer. Seu fígado trabalha durante a noite para remover toxinas de seu corpo enquanto você dorme, portanto, não lhe dê uma sobrecarga antes mesmo de começar seu trabalho mais difícil.

8. Permita-se obter todo o descanso necessário. Dormir ajuda seu corpo a reiniciar e restaurar, portanto, certifique-se de se dar tempo enquanto se desintoxica. Quando você se concentra no descanso, seu corpo pode promover a função ideal de todos os seus órgãos, incluindo o fígado, e auxiliar sua digestão.

Menu do Plano Alimentar e Amostra do Plano de Desintoxicação

Sexta-feira à Noite

Comece indo ao mercado e comprando os alimentos frescos que você precisa para este fim de semana. Coma um jantar saudável e que dê saciedade com muitos vegetais e cerca de 100g de uma proteína magra, de preferência peixe como salmão ou atum. Antes de ir para a cama, prepare um pudim de semente de chia com um punhado de frutas frescas no topo para uma refeição matinal fácil amanhã. Ao deitar, beba um copo de água filtrada com uma fatia de limão fresco ou uma xícara de chá de cúrcuma. Certifique-se de ir para a cama cedo o suficiente para que você possa dormir oito horas.

Início da Manhã de Sábado

Logo ao despertar beba um copo de água filtrada com uma fatia de limão fresco ou uma xícara de chá verde não adoçado. Coma seu pudim de sementes de chia, e coloque sementes ou nozes por cima, se preferir. Nozes, pistache, sementes de girassol ou sementes de abóbora são boas opções. Estas nozes ou sementes ajudarão a adicionar fibra à refeição e também ajudarão você a ficar mais cheio por mais tempo.

Final da Manhã de Sábado

Se você está começando a sentir fome, mas é muito cedo para o almoço, prepare uma vitamina verde ou suco verde fresco. Certifique-se de incluir um vegetal folhoso com frutas e vegetais sem adição de adoçante. Bananas e leite de coco não adoçado são boas opções para adicionar um pouco de doçura naturalmente.

Tarde de Sábado

Para o almoço, cozinhe macarrão de algas e cubra com legumes fatiados em um arco-íris de cores. Considere as cenouras laranja e roxa, beterraba, pimentão, etc. Se você precisar de proteína e mais alimentos saciadores, asse o tempeh para colocar na salada. Para acompanhar, corte uma maçã orgânica em fatias com um pouco de pasta de amêndoas não adoçada para mergulhar.

Final da Tarde de Sábado

Se você começar a sentir fome depois do almoço, mas ainda é muito cedo para o jantar, pegue um punhado de palitos de cenoura ou outro vegetal fresco. Um punhado de nozes, caju ou amêndoas são um bom lanche da tarde. Beba água com limão durante todo o dia, especialmente se você estiver com fome, mas acabou de comer alguma coisa. O mais provável é que seu corpo esteja com sede, não com fome se for isso que você está sentindo depois de uma refeição ou um lanche.

Sábado à Noite

Prepare uma refeição saudável cheia de legumes e sementes. Considere adicionar legumes frescos a uma grande folha de alface untada com pasta de amêndoas não adoçada e polvilhada com sementes de girassol. Desfrute de um copo de kombucha orgânico ou caseiro. Antes de ir para a cama, coloque um pacote de óleo de rícino sobre o fígado e depois se prepare para um banho quente de sulfato de magnésio. Vá para a cama em uma boa hora para garantir que você durma oito horas completas.

Início da Manhã de Domingo

Faça uma tigela de muesli sem glúten e sem grãos misturado com leite de amêndoa ou de coco não adoçado. Cubra-o com frutas e sementes frescas, se preferir. Beba uma xícara de chá verde ou misture mirtilos frescos, uma fatia de limão e fatias de pepino em 1 ou 2 copos de água filtrada para beber.

Tarde de Domingo

Corte uma abobrinha em espiral para fazer um macarrão de abobrinha e misture com um pesto fresco feito com ervas, azeite de oliva, nozes trituradas e alho. Sirva com uma tigela de sopa fria de abacate.

Final da Tarde de Domingo

Para um lanche, desfrute de uma maçã fatiada ou rabanete ou prepare um humus caseiro com feijões ótimos para o fígado e sirva com vegetais fatiados. Preencha sua tarde com atividades leves, como meditação ou yoga ou uma caminhada curta e tranquila. Certifique-se de beber muita água filtrada aromatizada com limão ou pepino.

Domingo à Noite

Cubra uma salada verde grande e frondosa com 1/3 de copo de tempeh, frango assado, ou grãos e um molho de vinagre balsâmico e azeite de oliva. Em seu liquidificador, adicione um copo de espinafre com mirtilos, abacaxi e uma banana para fazer uma saborosa vitamina verde para beber. Antes de dormir, coloque outro pacote de óleo de rícino sobre seu fígado e tome outro banho de sulfato de magnésio, se desejar. Certifique-se de ir para a cama em um horário decente para que você possa dormir oito horas completas de novo.

Segunda-feira de Manhã Até a Noite

Continue um café da manhã modificado de desintoxicação para não chocar seu corpo com alimentos velhos e insalubres. Ao invés disso, coma ½ abacate fatiado em cima de ovos mexidos ou outro pudim de sementes de chia com nozes, sementes e frutas frescas. Beba um copo de água com uma fatia de limão ou uma xícara de chá verde antes de qualquer café. Tente continuar comendo muitas frutas e vegetais durante o dia e não beba álcool hoje à noite.

Um Detox Hepático de 24 Horas

Se você não estiver interessado ou não puder fazer uma desintoxicação no fim de semana, considere fazer uma limpeza de 24 horas. Na semana que antecede o dia de sua limpeza, certifique-se de comer muitos dos seguintes alimentos:

- Aipo
- Beterraba
- Aspargo
- Frutas cítricas
- Couve-de-bruxelas
- Brócolis
- Couve-flor
- Alface
- Repolho
- Couve

Evite álcool e alimentos processados nos dias anteriores e no dia da sua limpeza também. No dia de sua limpeza, faça 2 litros do seguinte líquido para beber durante todo o dia. Além disso, certifique-se de beber pelo menos 2 litros de água.

Bebida Detox de 24 Horas

Ingredientes:

- Suco de Cranberry
- Noz-moscada
- Gengibre
- Canela
- Suco fresco de 3 laranjas
- 3 Limões

Instruções:

1. Em um recipiente grande, misture três partes de água em uma parte de suco de cranberry.
2. Em uma panela grande, ¼ colher de chá de gengibre ralado, ¼ colher de chá de noz moscada e ½ colher de chá

de canela em quatro xícaras de água. Ferva em fogo brando por 20 minutos.

3. Deixe o líquido de canela, gengibre e noz-moscada esfriar até a temperatura ambiente.
4. Esprema as laranjas e limões no líquido e mexa para misturar.
5. Combine o líquido do chá com o suco de cranberry e mexa bem.

Receitas Fáceis de Sopas Detox

Sopa de Brócolis

Ingredientes:

- Óleo de coco, 1 colher de chá.
- Floretes de brócolis, 2 xícaras
- Talos de aipo, picados, 2.
- Cherovia, descascada e cortada, 1
- Dentes de alho, picados, 2
- Cenoura, descascada e cortada, 1
- Cebola, picada, 1
- Caldo de legumes com baixo teor de sódio, 2 xícaras
- Espinafre, 2 xícaras
- Limão, espremido, ½
- Sementes de Chia, 1 colher de sopa.
- Sal marinho, ½ colher de chá.
- Castanhas e sementes mistas, torradas se preferir.

Instruções:

1. Em uma panela grande, aqueça o óleo em fogo brando. Junte os brócolis, aipo, cherovia, cenoura, alho e cebola e cozinhe por cinco minutos. Mexa com frequência.

2. Despeje o caldo e ferva. Tampe e deixe ferver em fogo brando. Ferva em fogo brando por 7 minutos ou até que os legumes estejam cozidos, mas não muito macios.

3. Misture o espinafre e depois despeje a mistura em um liquidificador. Acrescente as sementes de limão e chia. Misture até ficar cremoso.

4. Adicione sal como preferir e sirva com nozes e sementes quentes e tostadas, se desejar.

Sopa de Beterraba

Ingredientes:

- Beterrabas médias, em cubos, 3
- Óleo de coco, 1 colher de chá.
- Cenouras, em cubos, 2
- Alho poró pequeno, cortado em cubos, 1
- Dentes de alho, picados, 1
- Cebola, em cubos, 1
- Caldo de legumes, morno, 2 xícaras
- Sal marinho, ¼ de colher de chá.
- Sementes de chia, abóbora e girassol, se preferir.

Instruções:

1. Em uma panela grande, coloque as beterrabas e cubra com água. Ferva e depois baixe o fogo. Deixe ferver durante 30 minutos ou até que as beterrabas estejam macias.

2. Tire as beterrabas da água para permitir que elas esfriem.

3. Em uma frigideira grande, aqueça o óleo em fogo brando. Junte a cenoura, o alho-poró, o alho, a cebola e cozinhe por

sete minutos. Coloque os legumes em um prato para esfriar.

4. No liquidificador, misture a beterraba, os vegetais e o caldo quente. Bata até ficar liso.

5. Adicione sal como preferir e sirva com nozes e sementes quentes e tostadas, se desejar.

Conclusão

Obrigado por chegar até o final de Dieta Para Gordura no Fígado: Guia de Como Acabar Com a Gordura no Fígado, esperamos que tenha sido informativo e capaz de fornecer a você todas as ferramentas necessárias para alcançar seus objetivos, sejam eles quais forem.

O próximo passo na prevenção ou cura de doenças hepáticas gordurosas é pegar seu calendário e decidir quando você vai iniciar sua dieta hepática saudável. Se você não tem certeza de como vai fazer uma dieta que muda a sua vida, comece com a desintoxicação 24 horas. Pegue alguns dos ingredientes e escolha um dia para se concentrar em seu fígado. Se você se sentir pronto para um desafio maior, separe um fim de semana para a dieta de 2 dias e meio. O que quer que você decida, apenas assegure-se de focar em melhorar sua função hepática e curar a doença hepática gordurosa.

Depois de decidir quando você vai fazer sua desintoxicação, continue a focar na saúde do seu fígado. Continue a estimular sua saúde, nutrindo seu corpo através de refeições saudáveis. Revise os alimentos de suporte ao fígado listados ao longo deste livro e estoque sua geladeira e despensa com coisas que você possa integrar e comer rapidamente quando precisar. Facilite para si mesmo ter sempre estes alimentos à mão e algumas receitas em que você pode confiar quando estiver com pressa. Experimente as receitas do último capítulo, mas crie algumas de suas próprias com base em suas próprias preferências alimentares.

O plano alimentar do último capítulo foi projetado para lhe dar opções rápidas e fáceis para ajudá-lo a curar doenças hepáticas gordurosas e ajudar a manter seu fígado saudável. Os desintoxicantes hepáticos aqui estão focados em fornecer ao seu corpo os nutrientes de que ele necessita, bem como apoiar a saúde do fígado. Como você aprendeu, este não é um livro sobre como perder peso enquanto faz uma desintoxicação hepática insalubre (e ineficiente). Trata-se de apoiar sua saúde e seu fígado através da cura de doenças hepáticas gordurosas. Se você luta contra a doença hepática gordurosa ou outro problema hepático, é importante que você faça as mudanças sugeridas em sua dieta, não apenas quando estiver completando uma desintoxicação hepática, mas com a maior frequência possível. Siga sua dieta de gordura no fígado e desfrute dos benefícios de uma dieta mais saudável, e você mais feliz.

www.ingramcontent.com/pod-product-compliance
Lightning Source LLC
Chambersburg PA
CBHW050048260726
48658CB00005B/1839